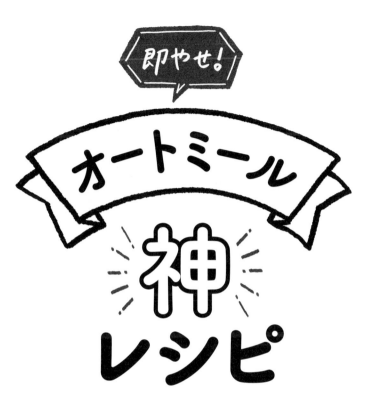

即やせ！

オートミール

神

レシピ

新谷友里江 著

JN082299

ナツメ社

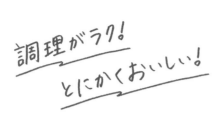

# 最強のダイエット食材
# オートミールでやせる！

管理栄養士として、様々なダイエットの食事に関わる仕事をしてきました。どれも確かにやせる効果はあるけれど、物足りない、おいしくない、面倒くさい…などの理由から、なかなか続かず挫折してしまったり、無理をしすぎて体調を崩してしまうこともありますね。その点、オートミールは、とにかくおいしくて、食べるだけで自然にやせられる最強のダイエット食材。毎日の食事に取り入れることで、お通じがよくなり、美肌効果も得られますし、体にいい栄養を自然に摂ることができます。1食の分量は30gなので、少なく感じるかもしれませんが、水分を加えて加熱すれば、満足感も得られます。あとは、なんといっても、調理がラクなのが一番の魅力。牛乳や豆乳をかけるだけ、レンチンするだけのレシピなど、いろいろ紹介しているので、お気に入りを見つけて、ぜひ挑戦してみてください。おいしく食べて、自然にやせられる神レシピで、楽しく快適なダイエット生活を！

新谷友里江

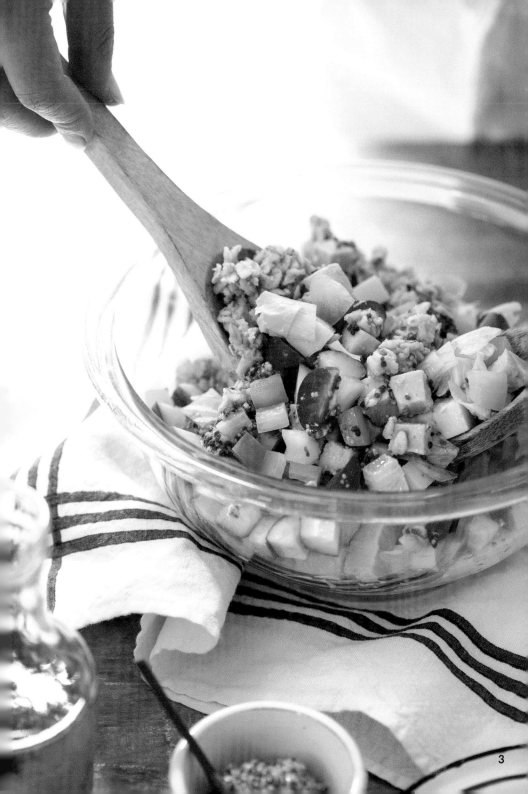

本当においしい？　本当にやせるの？

# オートミールがダイエットに向いている**ワケ5**

大注目のオートミールは、本当に
食べるだけでやせるの？　どんな味？　など
気になることがいっぱい。まずは
オートミールでやせるワケを理解しましょう！

## 1 とにかくおいしい！可能性は無限大！

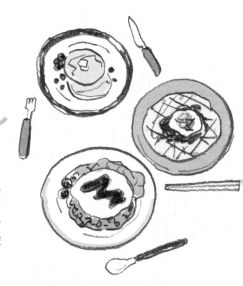

オートミールって、おいしくなさそう
……と思っていませんか？　実は、とっ
てもおいしい穀類です。シリアルの代わ
りはもちろんですが、ごはんの代わりと
して、さまざまな料理に使えば、そのお
いしさに驚くはず。小麦粉の代わりに使
うのも本当においしい！

## 2 ほとんどレンチンで作れるから時短！

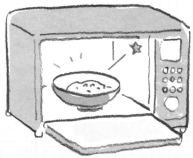

ダイエットにおすすめといわれても、調
理するのが面倒だと続かないもの。その
点、オートミールはほとんどレンチンで
調理できるから、本当に簡単！　調理時
間も1~2分ぐらいでできるのが最大の魅
力。忙しい朝や、疲れて帰った夜のごは
ん作りも本当にラクです。

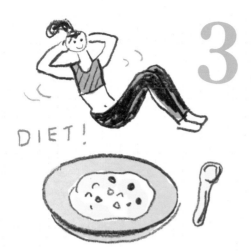

# 3 ダイエットにうれしい 栄養がたっぷり!

オートミールを食べるとやせる最大の理由は、ダイエットをサポートする栄養素がたっぷり含まれているということ。不溶性食物繊維の$\beta$-グルカンや、エネルギー代謝を促進するビタミンB群が豊富。その他にも、鉄やカルシウムなどのミネラルもたっぷり含まれています。

# 4 ズボラさんでも続く から成功しやすい!

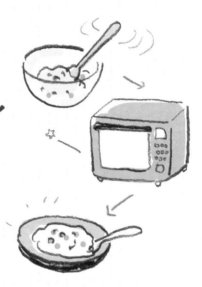

ダイエットを成功させる最大のコツは、無理せず続けていくこと。どんなに気合いを入れても、すぐ挫折してしまうダイエットでは意味がありません。その点、オートミールは、とにかく簡単に作れるうえおいしいから、楽しんでダイエットを続けることができます。

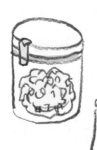

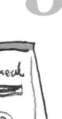

# 5 保存がきくから 常備しておける!

オートミールの最大の利点は、長い期間、保存がきくということ。まとめて買って常備しておけるので、いつでもすぐに食べられ、ダイエットをスタートできます。ダイエットの期間中はもちろん、災害時の非常食としても、常備しておくのがおすすめです。

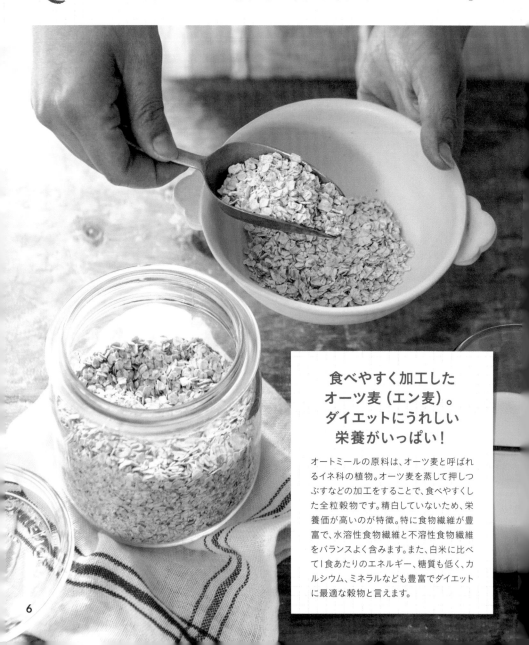

# 意外に知らない

# そもそもオートミールって何？

海外のシリアルのイメージが強いかもしれませんが、
オートミールって一体なんなのか、知っていますか？

## 食べやすく加工した オーツ麦（エン麦）。 ダイエットにうれしい 栄養がいっぱい！

オートミールの原料は、オーツ麦と呼ばれるイネ科の植物。オーツ麦を蒸して押しつぶすなどの加工をすることで、食べやすくした全粒穀物です。精白していないため、栄養価が高いのが特徴。特に食物繊維が豊富で、水溶性食物繊維と不溶性食物繊維をバランスよく含みます。また、白米に比べて1食あたりのエネルギー、糖質も低く、カルシウム、ミネラルなども豊富でダイエットに最適な穀物と言えます。

# 本書で使うオートミールは2種類！

- - - - - - - - - - - - - - - - - - - - - - - - - - - - - - - - - - - - - - - - - - - - - - - - - - - -

1食（30g）あたり

| エネルギー | 糖質 | 食物繊維 | たんぱく質 |
|---|---|---|---|
| 118 kcal | 18.4 g | 3.1 g | 4.3 g |

> ごはん代わりになる

## ロールドオーツ

**プチプチして食べ応えアリ！
ごはんの代わりに最適**

もみ殻を取り除いただけのオーツ麦のことを、オートグローツと呼びます。そのオートグローツを、蒸して押しつぶして乾燥させたものが、ロールドオーツ。粒がしっかりしていて、プチプチとした食感で食べ応えがあるのが特徴。加熱する必要がありますが、レンチンで1〜2分でおいしく食べられます。粒感があるので、ごはん代わりにおすすめ。具材を混ぜておにぎりにしたり、チャーハンなどのごはん料理にも向いています。

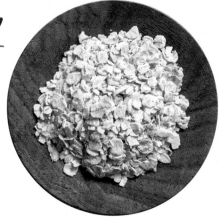

1食（30g）あたり

| エネルギー | 糖質 | 食物繊維 | たんぱく質 |
|---|---|---|---|
| 111 kcal | 17.3 g | 3.3 g | 4.4 g |

> 粉やシリアルの代わりに！

## インスタントオーツ

**小麦粉の代わりに使うと
驚きのおいしさ！**

インスタントオーツは、ロールドオーツを細かくしてさらに加熱し、乾燥させて食べやすくしたもので、調理時間が短いのが特徴。味つきのものもあります。牛乳や豆乳などをかけてそのまま食べられるのでシリアルの代わりにも。リゾットやおかゆなどやわらかくして食べるメニューのほか、小麦粉の代わりに使うのもおすすめ。お好み焼きやチヂミ、クレープ、ピザ、蒸しパンなど、本当においしいので、ぜひチャレンジしてみて！

― *memo* ―

### インスタントオーツとクイックオーツの違いって？

クイックオーツは、ロールドオーツをさらに細かくしたもので、粒の大きさはロールドオーツとインスタントオーツの間ぐらい。インスタントオーツは、そのままシリアル感覚で食べられますが、クイックオーツは、加熱するのが原則。本書では、インスタントオーツを使用していますが、シリアルのように食べるレシピ以外は、クイックオーツで作れます。好みに合わせて使い分けましょう。

## もっと知りたい！

# オートミールの主な栄養と即やせ効果

ダイエットに効果的なオートミールの栄養をしっかりチェック。
主な栄養と即やせ効果を理解してダイエットに励みましょう！

1食（30g）あたり
＊インスタントオーツの場合

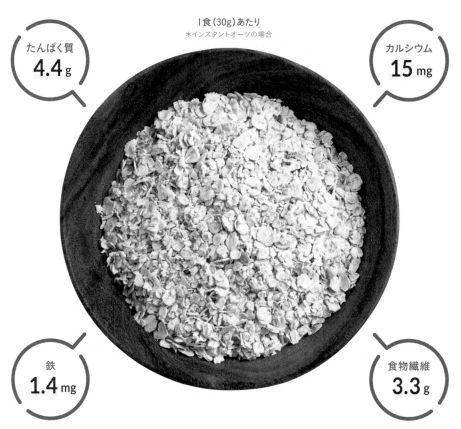

たんぱく質
**4.4** g

カルシウム
**15** mg

鉄
**1.4** mg

食物繊維
**3.3** g

## 食物繊維をはじめ、たんぱく質、ビタミンB群など ダイエットに効果的な栄養をたっぷりとれる！

オートミールの特徴的な栄養成分といえば、食物繊維。白米と比べると約19倍もの食物繊維が含まれるほど豊富。そのうえ、オートミール1食分（30g）のエネルギーは111kcal、糖質は17.3gと、白米と比べて

もかなり少ないことがわかります。その他にも、たんぱく質やカルシウム、鉄などのミネラルを手軽に摂取できるので、ダイエットに最適！　上手に取り入れれば、無理なくやせられます。

8

# だからやせる！ オートミールはこんなにすごい！

## 即やせ point 11
### 食物繊維が豊富だから、腸内環境がすこぶる改善する！

オートミールの最大の特徴は、なんといっても豊富に含まれる食物繊維。水溶性、不溶性のバランスもよく、腸内環境をととのえます。ダイエット時の便秘もスッキリ解消するほか、血糖値の上昇をおさえたり、血中のコレステロール濃度を下げてくれる効果もあります。

## 即やせ point 12
### GI値が低いから血糖値の上昇をおさえる！

GI値とは、グリセミックインデックスと呼ばれる食べ物を消化するときの血糖値の上昇を示す指標。数値が高いほど血糖値が急激に上がるので、ダイエット時は、GI値の低い食材を選んで。その点オートミールのGI値は、低GIとされる55なのでベストです。

## 即やせ point 13
### ビタミンB群、Eなどでダイエット効果をアップ

オートミールには、エネルギー代謝に欠かせない補酵素、ビタミンB群が豊富。糖質や脂質をエネルギーに変えてくれるので、やせやすい体に導きます。また、抗酸化作用の強いビタミンEも豊富なので、血行をよくし、アンチエイジング効果も期待できます。

## 即やせ point 14
### β-グルカンでコレステロールを下げる

オートミールに豊富な食物繊維の中で、注目なのがβ-グルカン。β-グルカンは不溶性食物繊維の一種で、体内の水分を吸収して不要なものをからめとり、体外に排出する効果が期待できます。血糖値の上昇や脂肪の吸収をおさえる効果があるのもうれしいですね。

## 即やせ point 15
### BCAAなどのアミノ酸で太りにくい体に！

オートミールは、たんぱく質の栄養価を示す指標、アミノ酸スコア100の優秀食材。なかでも、BCAA（バリン、ロイシン、イソロイシン）を多く含むので、ダイエット中の筋肉の減少をおさえ、効率的にエネルギーを消費しやすくなり、太りにくい体に導きます。

## 即やせ point 16
### ダイエット時に不足しがちな鉄やカルシウムがとれる

ダイエットをして食事量が少なくなると、鉄やカルシウムが不足しがちに。特に鉄不足によって起こる貧血は、ダイエットの大敵。カルシウム不足は、筋肉や骨がもろくなる危険性も。オートミールは、鉄やカルシウムなどのミネラルが豊富なので積極的に摂取して。

# もくじ

## PART 1

〈 朝食＆夜遅い日の食事に！ 〉

# オートミールの
## 爆速レシピ

## PART 2

〈 『なにこれ、おいしい！』と驚く 〉

# オートミールの
# 主食＆おかず
## 置き換えレシピ

main

## PART 3

これでランチも完璧！

# オートミールで
# 大満足の
## お弁当レシピ

# この本の使い方

● オートミールは、ロールドオーツとインスタントオーツを使っています。レシピに
　記しているので、参考にして作ってみてください。1食の分量の目安は30gです。

● 材料は1人分です。オートミールパン、おかずによっては2人分としているものもあります。

● 栄養価は1人分です。日本食品標準成分表（8訂）を参照しています。

● オートミールは、日食プレミアムピュアオートミール、
　プレミアムピュアトラディショナルオートミールの栄養価を参照しています。

● 計量単位は1カップ＝200ml、大さじ1＝15ml、小さじ1＝5mlとしています。

● 「少々」は小さじ1/6未満を、「適量」はちょうどよい量を、
　「適宜」は好みで必要があれば入れることを示します。

● 電子レンジは600Wを基準にしています。
　500Wのものを使用した場合は、加熱時間を1.2倍にしてください。

● 火加減は、とくに指定のない場合、中火にしています。

● 野菜を洗ったり、皮をむいたりなどの下処理は省略しています。

## レンチンするときの
# オートミールの使い方

本書では、オートミールをレンチンするレシピを多数紹介。
ラップのあり、なしのルールをおさえましょう。

### ラップなしで加熱

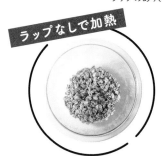

ごはん化のレシピやパンなどに使う場合は、ラップをか
けずに加熱を。水分を飛ばすものはラップなしのルール。

### ラップをして加熱

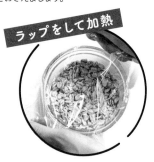

リゾットや混ぜごはんなどに使う場合は、ラップをかけ
て加熱を。しっとりさせ、味をなじませたいときに。

### レンチンしたあとは、
### ほぐしてから！

レンチンしたあと、そのままにしておくと
固まってダマになってしまうので、必ず、
箸でほぐしましょう。

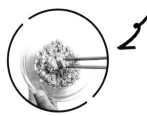

朝食&
夜遅い日の
食事に！

# オートミールの
## 爆速レシピ

オートミールは、ダイエットに最適なのはもちろん、
最強の時短食材！ 牛乳や豆乳をかけるだけ、
レンチン1〜2分ですぐできる、
本当にラクでおいしいレシピを紹介します。

思い立ったらすぐできる!

# オートミールが
# 時短調理に最適なワケ

ダイエットに最適なオートミールは、時短調理にピッタリ!
シリアルやごはんの代わりに早速作ってみませんか?

## かける、一晩おくだけですぐに食べられるクイックミール!

オートミールは、時短調理にぴったりの優秀食材。インスタントオーツなら、牛乳や豆乳をかけて混ぜるだけでOK。フルーツやはちみつをかければ、シリアルの代わりになります。また、オートミールに牛乳や豆乳をかけて一晩おいておくだけでOKの『オーバーナイトオーツ』も朝起きたらすぐに食べられるうえ、ダイエット効果も高まるという利点も。時間のないときにすぐに食べられるのが魅力です。

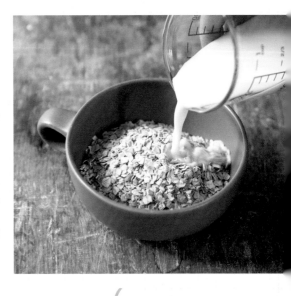

かける!

混ぜて一晩おく!

お腹が空いたらすぐ食べられる!

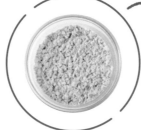

具をのせて完成!

器にオートミールを計って入れ、牛乳や豆乳をかけるだけ! トッピングで栄養バランスをととのえて。

牛乳や豆乳をかけて一晩おくと、レジスタントスターチが増え、消化がよくなり、ダイエット効果もアップ。

好みのフルーツやきな粉、はちみつ、ナッツなどお好みに合わせてトッピングして、栄養価をアップ。

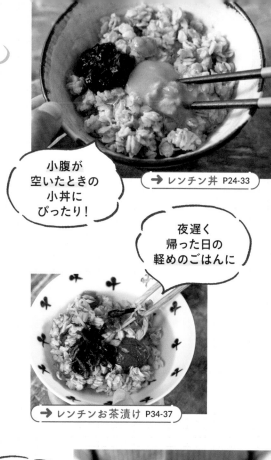

わざわざ
炊かなくてOK!

# レンチン1〜2分で間違いなくおいしい爆速ごはんに!

疲れて帰ってきた夜、ごはんを炊き忘れてしまい、愕然としたことはありませんか？そこから、お米をといでセットして炊く手間を考えたら、本当にぐったりしてしまいますよね。オートミールはシリアルのようなイメージが強いかもしれませんが、ごはんの代わりとしてもおいしく食べられます。しかも、計量して水を加え、レンチン1〜2分ですぐできるから、とっても手軽！丼やお茶漬け、混ぜごはん、リゾットやおかゆなど、ちょっと小腹が空いたときや、仕事で夜遅くなった日の軽めのごはんの代わりに最適です。デザートとしてはもちろん、のりの佃煮や漬け物、梅干しなど、ごはんに合う食材や調味料を合わせても、間違いなくおいしいので、ぜひ、作ってみてください。どれも5分以内でできるものばかりの爆速レシピです。

小腹が
空いたときの
小丼に
ぴったり！

→ レンチン丼 P24-33

夜遅く
帰った日の
軽めのごはんに

→ レンチンお茶漬け P34-37

栄養満点の
ごはんが食べたく
なったら

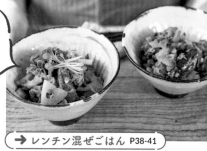

→ レンチン混ぜごはん P38-41

デザートも
簡単！

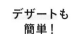
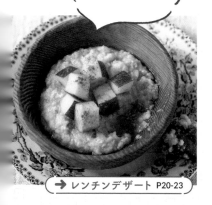

→ レンチンデザート P20-23

→ レンチンリゾット＆おかゆ P42-53

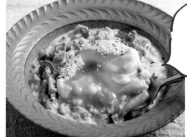

食欲の
ない日でも
胃にやさしい
ごはん！

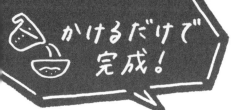

かけるだけで完成!

まずはスタンダートな食べ方で食事に取り入れて。
忙しいときでも、豆乳や低脂肪乳をかけて、
トッピングをのせるだけだから続けやすい!

| エネルギー | 糖質 | たんぱく質 | 食物繊維 |
|---|---|---|---|
| 235 kcal | 37.1 g | 8.3 g | 4.0 g |

かけるだけで完成! はじめてのオートミールに

# ごま豆乳オートミール

## 材料(1人分)

オートミール(インスタントオーツ)
・・・・・・・・・・・・・・・30g
無調整豆乳・・・・・・・・・・80ml
A ┌ はちみつ ・・・・・ 大さじ1
　├ 黒すりごま ・・・・・ 小さじ½
　└ きな粉 ・・・・・・・・ 小さじ½

## 作り方

器にオートミールを入れ、無調整豆乳をかけ、Aをかける。

*即やせ point*

やせやすい体づくりにかかせないたんぱく質を豆乳で摂取!砂糖の入っていない無調整を使って。

| エネルギー | 糖質 | たんぱく質 | 食物繊維 |
|---|---|---|---|
| 194 kcal | 32.9 g | 7.9 g | 4.7 g |

冷凍ベリーのトッピングでかわいい&ラク!

# 低脂肪乳オートミール

## 材料(1人分)

オートミール(インスタントオーツ)
・・・・・・・・・・・・・・・30g
低脂肪乳・・・・・・・・・・80ml
冷凍ミックスベリー・・・・・・・30g
メープルシロップ ・・・・・・ 小さじ2
ミント・・・・・・・・・・・・・適量

## 作り方

器にオートミールを入れ、低脂肪乳をかける。冷凍ミックスベリーをのせ、メープルシロップをかけ、ミントを添える。

*即やせ point*

甘みのあるベリー類ですが、実は低糖質・低カロリー。果物も上手に取り入れていきましょう。

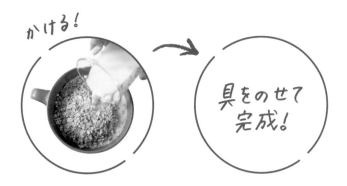

かける! 具をのせて完成!

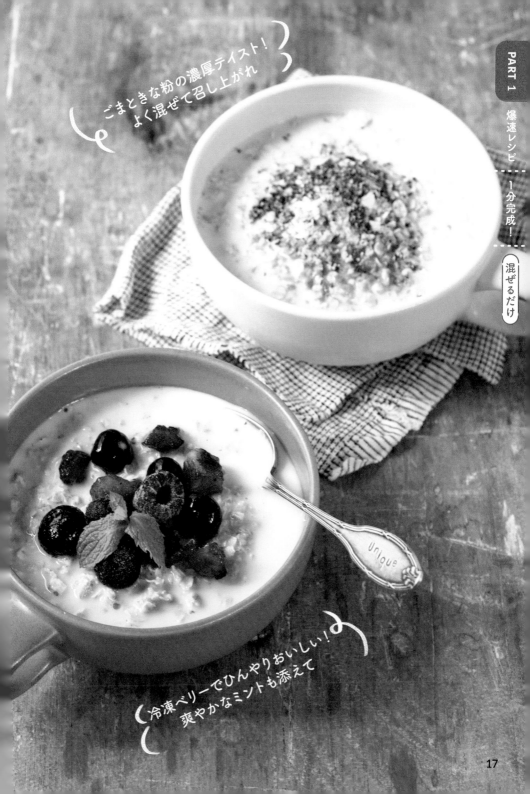

ごまときな粉の濃厚テイスト！
よく混ぜて召し上がれ

冷凍ベリーでひんやりおいしい！
爽やかなミントも添えて

一晩おいて完成！

オートミールを牛乳や豆乳に一晩おくだけで
もったりとした粘りけが出て、
また違う味わいでいただけます。

| エネルギー | 糖質 | たんぱく質 | 食物繊維 |
|---|---|---|---|
| 235 kcal | 36.2 g | 8.8 g | 3.4 g |

一晩おくと、やわらかくモチモチ食感に！

# 牛乳のオーバーナイトオーツ

**材料（1人分）**

オートミール（インスタントオーツ）
‥‥‥‥‥‥‥‥‥‥ 30g

牛乳 ‥‥‥‥‥‥‥‥‥ 80ml

プレーンヨーグルト（無糖）
‥‥‥‥‥‥‥‥‥‥ 大さじ3

マーマレード ‥‥‥‥‥ 大さじ1

**作り方**

1 器にオートミール、牛乳を入れ、ラップをして冷蔵庫に一晩おく。

2 1にプレーンヨーグルトをかけ、マーマレードをのせる。

**―― 即やせ point**

牛乳に含まれる良質なたんぱく質をとり、筋肉を成長させて基礎代謝をアップ！

| エネルギー | 糖質 | たんぱく質 | 食物繊維 |
|---|---|---|---|
| 195 kcal | 31.3 g | 7.6 g | 4.1 g |

夜のうちに仕込めば朝がラク！

# 豆乳のオーバーナイトオーツ

**材料（1人分）**

オートミール（インスタントオーツ）
‥‥‥‥‥‥‥‥‥‥ 30g

無調整豆乳 ‥‥‥‥‥‥ 80ml

パイナップル ‥‥‥‥ 1切れ（10g）

キウイフルーツ ‥‥‥‥‥ ¼個

はちみつ ‥‥‥‥‥‥‥ 大さじ½

**作り方**

1 器にオートミール、無調整豆乳を入れ、ラップをして冷蔵庫に一晩おく。

2 パイナップル、キウイフルーツは食べやすい大きさに切る。

3 1に2をのせ、はちみつをかける。

**―― 即やせ point**

キウイフルーツには抗酸化作用があり、血管や細胞を老化から守ることで、代謝を維持してくれます。

混ぜて一晩おく！

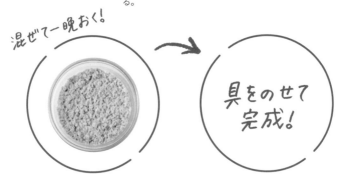

具をのせて完成！

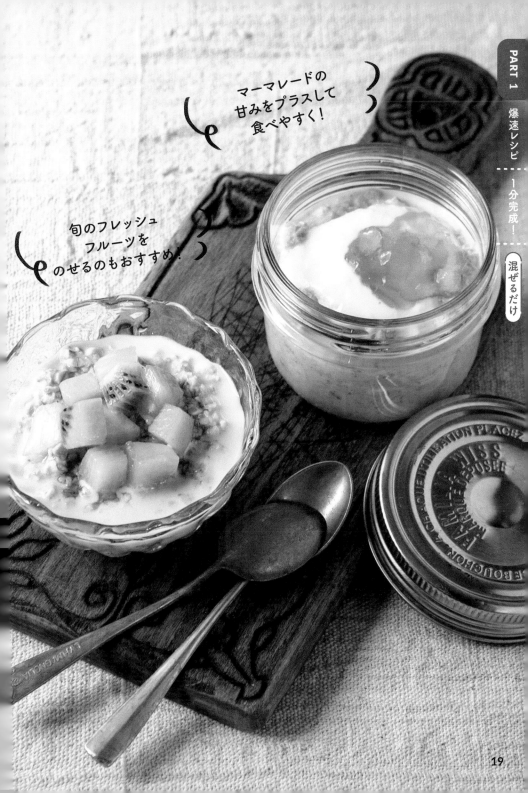

マーマレードの
甘みをプラスして
食べやすく！

旬のフレッシュ
フルーツを
のせるのもおすすめ！

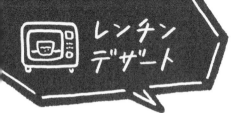

レンチン
デザート

オートミールをふやかすのにおすすめなのが

レンチン加熱。

手軽さを重視して、栄養満点の食材を取り入れて。

| エネルギー | 糖質 | たんぱく質 | 食物繊維 |
|---|---|---|---|
| **290**kcal | **44.0**g | **11.0**g | **5.4**g |

満遍なく甘みが広がるトッピングで

# ドライフルーツオートミール

## 材料（1人分）

オートミール（インスタントオーツ）··········· 30g
ドライフルーツ ···························· 30g
牛乳···························· ¾カップ

— 即やせ point —

ドライフルーツは、血糖値が
急激に上がらないので安心
です。自然な甘みも◎。

## 作り方

1 ドライフルーツは食べやすい大きさに切る。

2 耐熱ボウルに1、オートミール、牛乳を入れ、ラップ
をして電子レンジで1分30秒〜2分加熱する。

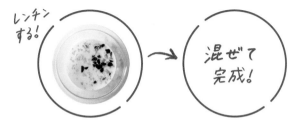

レンチン
する！

混ぜて
完成！

| エネルギー | 糖質 | たんぱく質 | 食物繊維 |
|---|---|---|---|
| **280**kcal | **42.7**g | **10.1**g | **3.6**g |

レンチンと缶詰の合わせ技ですぐに食べられる！

# みかんと黒みつのオートミール

## 材料（1人分）

オートミール（インスタントオーツ）··········· 30g
牛乳···························· ¾カップ
みかんの缶詰 ···························· 50g
黒みつ ···························· 大さじ1

— 即やせ point —

甘い黒みつですが、むくみの
解消に期待ができる成分で
あるカリウムが多く含まれて
います。

## 作り方

1 耐熱ボウルにオートミール、牛乳を入れ、ラップを
して電子レンジで1分30秒〜2分加熱する。

2 器に1を盛り、みかんの缶詰をのせ、黒みつをかける。

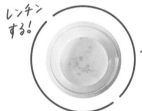

レンチン
する！

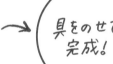

具をのせて
完成！

やさしい甘さの黒みつと
みかんの甘酸っぱさがマッチ

ドライフルーツを変えれば
バリエーションも増えて◎

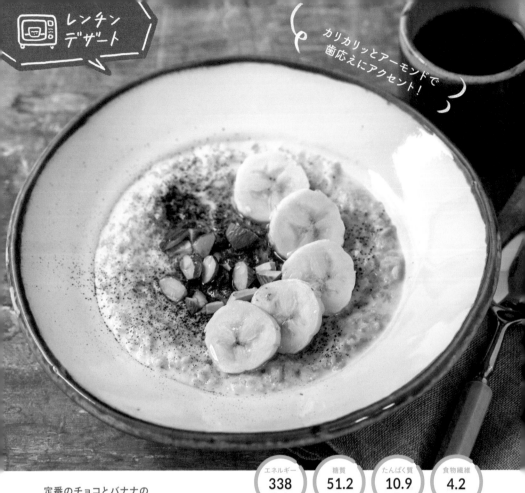

カリカリッとアーモンドで
歯応えにアクセント!

| エネルギー | 糖質 | たんぱく質 | 食物繊維 |
|---|---|---|---|
| **338** kcal | **51.2** g | **10.9** g | **4.2** g |

定番のチョコとバナナの
組み合わせで!

# チョコバナナオートミール

## 材料（1人分）

オートミール（インスタントオーツ）・・・・ 30g
牛乳・・・・・・・・・・・・・・・・・・・・・・・・・・ ¾カップ
バナナ ・・・・・・・・・・・・・・・・・・・・・・・ ⅓本
アーモンド ・・・・・・・・・・・・・・・・・・・・ 3粒
ココアパウダー ・・・・・・・・・・・・・・・・ 適量
はちみつ ・・・・・・・・・・・・・・・・・・・ 大さじ1

―――― 即やせ point ――――

オートミールとアーモンドに豊富な食物繊
維は、水分を吸収して胃のなかで膨らみ、
満腹感を感じやすいです。

## 作り方

**1** 耐熱ボウルにオートミール、
牛乳を入れ、ラップをして電
子レンジで1分30秒〜2分加
熱する。

**2** バナナは1cm厚さの輪切り
にし、アーモンドは粗く刻
む。

**3** 器に1を盛り、ココアパウ
ダーをふり、2をのせ、はちみ
つをかける。

レンチンする!

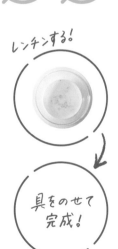

具をのせて
完成!

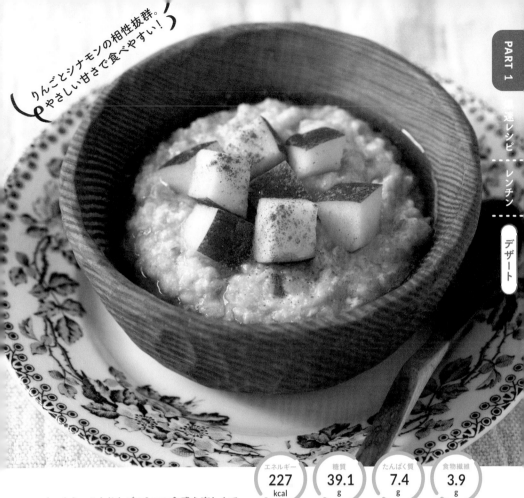

りんごとシナモンの相性抜群。
やさしい甘さで食べやすい！

| エネルギー | 糖質 | たんぱく質 | 食物繊維 |
|---|---|---|---|
| 227 kcal | 39.1 g | 7.4 g | 3.9 g |

オートミールとりんごの2つの食感を楽しんで

# りんごとシナモンのヨーグルトオートミール

## 材料（1人分）

オートミール（インスタントオーツ）‥‥‥ 30g

A ┌ 水 ‥‥‥‥‥‥‥‥‥‥‥‥‥ 80ml
　 └ プレーンヨーグルト（無糖）‥‥‥‥ 80g

りんご ‥‥‥‥‥‥‥‥‥‥‥‥ ⅛個（30g）

シナモンパウダー ‥‥‥‥‥‥‥‥‥ 適量

メープルシロップ ‥‥‥‥‥‥‥‥ 大さじ1

――― 即やせ point ―――

ヨーグルトでふやかして、乳酸菌もいっしょ
にとれるのがうれしいアレンジ！組み合わ
せて、栄養価を上げましょう。

## 作り方

1 耐熱ボウルにオートミール、
　Aを入れ、ラップをして電子
　レンジで1分30秒～2分加熱
　する。

2 りんごは食べやすい大きさ
　に切る。

3 器に1を盛り、2をのせ、シナ
　モンパウダーをふり、メープ
　ルシロップをかける。

レンチン
する！

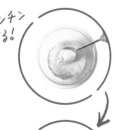

具をのせて
完成！

23

レンチン丼

オートミールをレンチンでふやかしたら、
具材をのせてしっかりごはんに！
在宅ワークのランチにもおすすめです。

カフェ風の
ワンプレートで
食べやすい！

| エネルギー | 糖質 | たんぱく質 | 食物繊維 |
|---|---|---|---|
| 285 kcal | 28.2 g | 9.5 g | 6.7 g |

# アボカドトマトオートミール

## 材料（1人分）

オートミール（ロールドオーツ） ・・・・・・・・・・・・・・・・・・・・・・・・・・・・・・・・・・・ 40g
A ┌ 水 ・・・・・・・・・・・・・・・・・・・・・・・・・・・・・・・・・・・・・・・・・・・・・・・・・・・ ⅓カップ
　│ 洋風スープの素（顆粒） ・・・・・・・・・・・・・・・・・・・・・・・・・・・・・ 小さじ½
　└ 塩 ・・・・・・・・・・・・・・・・・・・・・・・・・・・・・・・・・・・・・・・・・・・・・・・・・・・・ 少々
アボカド ・・・・・・・・・・・・・・・・・・・・・・・・・・・・・・・・・・・・・・・・・・・・・ ¼個（40g）
ミニトマト ・・・・・・・・・・・・・・・・・・・・・・・・・・・・・・・・・・・・・・・・・・・・ 3個（30g）
生ハム ・・・・・・・・・・・・・・・・・・・・・・・・・・・・・・・・・・・・・・・・・・・・・・・・・・・ 2枚
オリーブ油 ・・・・・・・・・・・・・・・・・・・・・・・・・・・・・・・・・・・・・・・・・・・ 小さじ½
粗びき黒こしょう ・・・・・・・・・・・・・・・・・・・・・・・・・・・・・・・・・・・・・・・・ 少々

## 作り方

1 耐熱ボウルにオートミール、Aを入れ、ラップは
かけずに電子レンジで1分加熱し、さっと混ぜ
る。

2 アボカドは一口大に切り、ミニトマトは半分に切
る。

3 器に1を盛り、2、生ハムをのせ、オリーブ油、粗
びき黒こしょうをかける。

— 即やせ point —

オートミールは1食あたり、
30g前後で満腹感を得るこ
とができます。その理由は豊
富な食物繊維にあります。お
腹も空きにくくなり、間食を
減らせるのもポイントです。

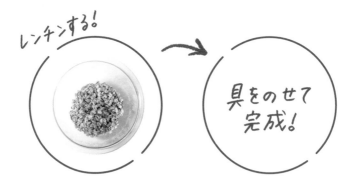

レンチンする！

具をのせて
完成！

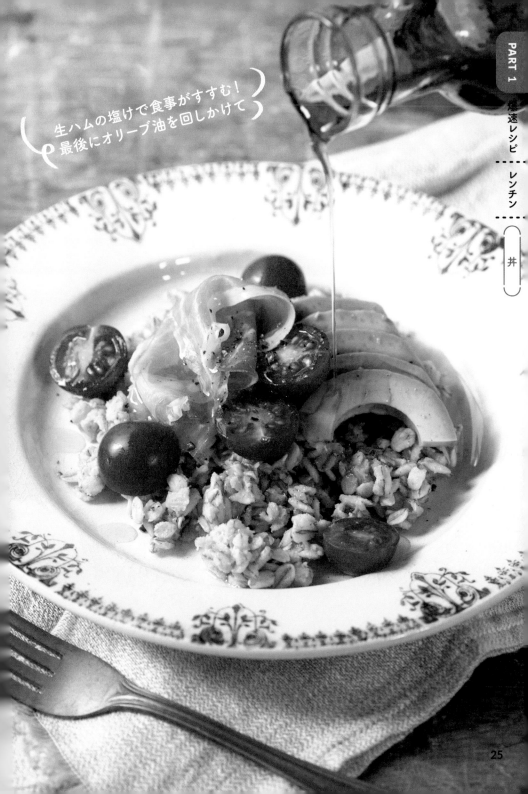

生ハムの塩けで食事がすすむ！
最後にオリーブ油を回しかけて

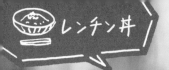
レンチン丼

豆腐のなめらかな舌触りに
明太子のピリ辛味がおいしい！

26

豆腐をすくって
のせるだけで、簡単＆
ボリューミーな丼ものに！

| エネルギー | 糖質 | たんぱく質 | 食物繊維 |
|---|---|---|---|
| **232**<br>kcal | **26.2**<br>g | **14.3**<br>g | **5.1**<br>g |

# 明太子豆腐丼

## 材料（1人分）

オートミール（ロールドオーツ） ・・・・・・・・・・・・・・・・・・・・・・・・・・・・・・・・・・・・・・・・・・・・・・・・・・・・・・・・・ 40g
水 ・・・・・・・・・・・・・・・・・・・・・・・・・・・・・・・・・・・・・・・・・・・・・・・・・・・・・・・・・・・・・・・・・・・・・・・・・・・・・・・・・・・・・・・・・ ⅓カップ
絹ごし豆腐 ・・・・・・・・・・・・・・・・・・・・・・・・・・・・・・・・・・・・・・・・・・・・・・・・・・・・・・・・・・・・・・・・・・・ ⅓丁（100g）
明太子 ・・・・・・・・・・・・・・・・・・・・・・・・・・・・・・・・・・・・・・・・・・・・・・・・・・・・・・・・・・・・・・・・・・・・・・・・・・・・・・・ 大さじ1
貝割れ菜 ・・・・・・・・・・・・・・・・・・・・・・・・・・・・・・・・・・・・・・・・・・・・・・・・・・・・・・・・・・・・・・・・・・・・・・・・・・・・・・・ 少々

## 作り方

1 耐熱ボウルにオートミール、水を入れ、ラップは
 かけずに電子レンジで1分加熱し、さっと混ぜ
 る。

2 器に1を盛り、豆腐をスプーンですくってのせ、
 明太子、貝割れ菜をのせる。

― 即やせ point ―

様々な栄養を含むオートミー
ルですが、それだけではやせ
やすい体づくりに欠かせない
たんぱく質を十分には補え
ません。豆腐や卵などといっ
しょに食べて、バランスをとと
のえましょう。

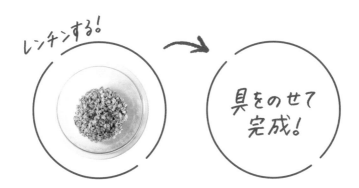

レンチンする！

具をのせて
完成！

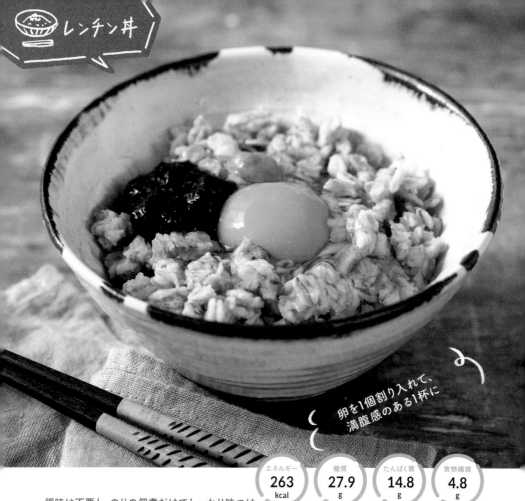

レンチン丼

卵を1個割り入れて、
満腹感のある1杯に

| エネルギー | 糖質 | たんぱく質 | 食物繊維 |
|---|---|---|---|
| 263 kcal | 27.9 g | 14.8 g | 4.8 g |

調味は不要！ のりの佃煮だけでしっかり味つけ

# のりつく卵かけ丼

## 材料（1人分）

オートミール（ロールドオーツ）‥‥‥ 40g
水‥‥‥‥‥‥‥‥‥‥‥‥‥‥‥ ⅓カップ
のりの佃煮 ‥‥‥‥‥‥‥‥‥‥ 大さじ1
卵‥‥‥‥‥‥‥‥‥‥‥‥‥‥‥‥‥ 1個
わさび ‥‥‥‥‥‥‥‥‥‥‥‥‥‥ 少々

―――― 即やせ point ――――

白いごはんよりもGI値の低いオートミール
なら、血糖値の上昇がゆるやかになり、脂
肪がつきにくくなります。

## 作り方

1 耐熱ボウルにオートミール、水を
入れ、ラップはかけずに電子レン
ジで1分加熱し、さっと混ぜる。

2 器に1を盛り、のりの佃煮をのせ、
卵を割り入れ、わさびを添える。

レンチンする！

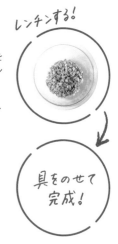

具をのせて
完成！

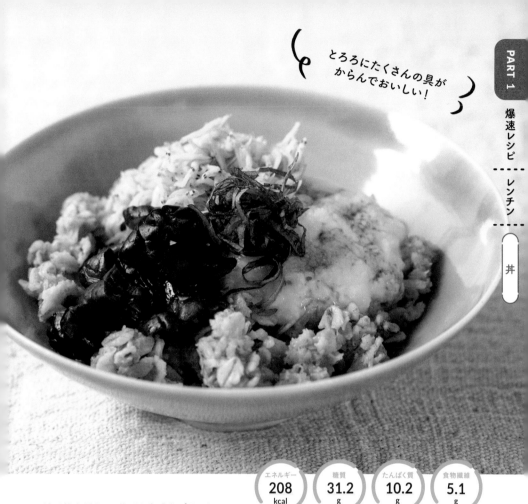

とろろにたくさんの具が
からんでおいしい！

| エネルギー | 糖質 | たんぱく質 | 食物繊維 |
|---|---|---|---|
| **208** kcal | **31.2** g | **10.2** g | **5.1** g |

漬け物を添えて、塩けと食感をプラス！

# しば漬けしらすとろろ丼

### 材料（1人分）

オートミール（ロールドオーツ）‥‥‥‥ 40g
水‥‥‥‥‥‥‥‥‥‥‥‥‥‥‥‥‥ ⅓カップ
長いも‥‥‥‥‥‥‥‥‥‥‥‥‥‥‥ 50g
青じそ‥‥‥‥‥‥‥‥‥‥‥‥‥‥‥ 1枚
しば漬け‥‥‥‥‥‥‥‥‥‥‥‥‥‥ 10g
しらす‥‥‥‥‥‥‥‥‥‥‥‥‥‥ 大さじ2
しょうゆ‥‥‥‥‥‥‥‥‥‥‥‥‥‥ 適量

### 作り方

**1** 耐熱ボウルにオートミール、水を入れ、ラップはかけずに電子レンジで1分加熱し、さっと混ぜる。

**2** 長いもはすりおろし、青じそはせん切りにする。

**3** 器に1を盛り、長いも、しば漬け、しらす、青じその順にのせ、しょうゆをかける。

--- 即やせ point ---

長いもに含まれるアミノ酸の一種、アルギニンには、脂肪の燃焼・分解を促す効果が期待できるおすすめのトッピング。

レンチンする！

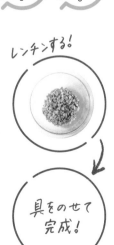

具をのせて
完成！

29

疲労回復におすすめ!
ネバネバ食材たっぷりのせ丼

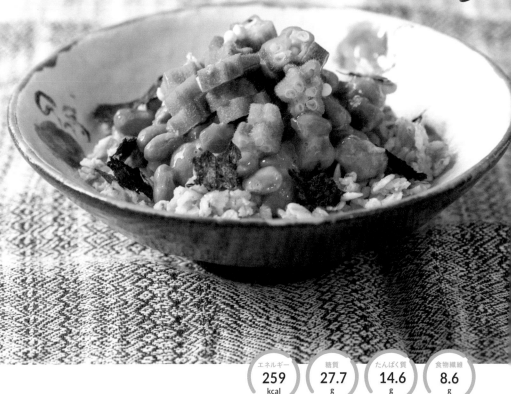

| エネルギー | 糖質 | たんぱく質 | 食物繊維 |
|---|---|---|---|
| 259 kcal | 27.7 g | 14.6 g | 8.6 g |

オクラもゆでずに、レンチン調理でラク!

# オクラ納豆丼

## 材料(1人分)

オートミール(ロールドオーツ) ······ 40g
水 ··········································· ⅓カップ
オクラ ····································· 2本
納豆 ········································ 1パック
焼きのり ·································· ⅛枚

---

即やせ point

発酵食品である納豆は、特に整腸作用の効果が期待できます。大豆たんぱく質もとれるので、積極的に取り入れて。

## 作り方

1 耐熱ボウルにオートミール、水を入れ、ラップはかけずに電子レンジで1分加熱し、さっと混ぜる。

2 耐熱皿にオクラをのせ、ラップをして電子レンジで30秒加熱し、小口切りにする。納豆は付属のタレを入れて混ぜ、焼きのりはちぎる。

3 器に1を盛り、2をのせる。

レンチンする!

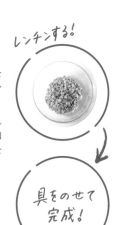

具をのせて完成!

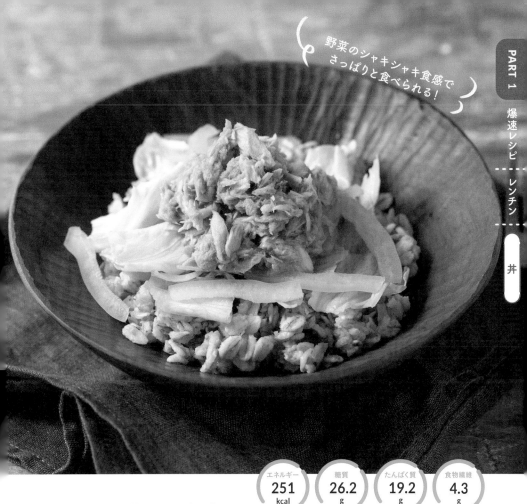

| エネルギー | 糖質 | たんぱく質 | 食物繊維 |
|---|---|---|---|
| **251** kcal | **26.2** g | **19.2** g | **4.3** g |

そのまま使えて、栄養もあるツナ缶を使って

# ツナサラダ丼

## 材料(1人分)

| | |
|---|---|
| オートミール(ロールドオーツ) | 40g |
| 水 | ⅓カップ |
| レタス | 10g |
| 黄パプリカ | 10g |
| ツナ水煮缶 | 1缶 |
| A しょうゆ | 小さじ1 |
| ごま油 | 小さじ½ |

—— 即やせ point ——

手軽に使いやすいツナ缶は継続していくダイエットの味方。たんぱく質源としてストックしておくのがベスト。

## 作り方

1 耐熱ボウルにオートミール、水を入れ、ラップはかけずに電子レンジで1分加熱し、さっと混ぜる。

2 レタスは一口大にちぎり、パプリカは2〜3mm幅の細切りにする。ボウルに汁けをきったツナ缶、Aを入れて混ぜる。

3 器に1を盛り、レタス、パプリカ、2の混ぜ合わせたツナ缶をのせる。

レンチンする!

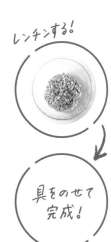

具をのせて
完成!

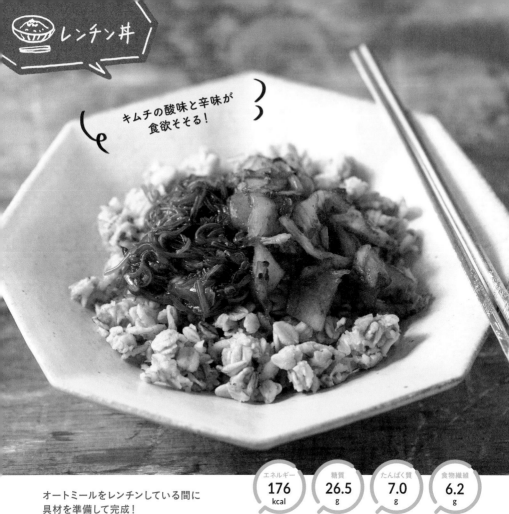

キムチの酸味と辛味が
食欲そそる！

| エネルギー | 糖質 | たんぱく質 | 食物繊維 |
|---|---|---|---|
| **176**<br>kcal | **26.5**<br>g | **7.0**<br>g | **6.2**<br>g |

オートミールをレンチンしている間に
具材を準備して完成！

# めかぶキムチ丼

## 材料（1人分）

オートミール（ロールドオーツ） ······ 40g
水 ······ ⅓カップ
キムチ ······ 30g
めかぶ ······ ½パック
めんつゆ（2倍濃縮） ······ 小さじ1

──── 即やせ point ────

キムチの原料に使われる唐辛子の辛味成
分であるカプサイシンには、発汗を促し、
代謝を上げる作用があります。

## 作り方

**1** 耐熱ボウルにオートミール、水を
入れ、ラップはかけずに電子レン
ジで1分加熱し、さっと混ぜる。

**2** キムチはざく切りにする。

**3** 器に1を盛り、めかぶ、2をのせ、め
んつゆをかける。

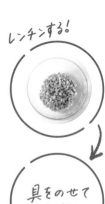

レンチンする！

具をのせて
完成！

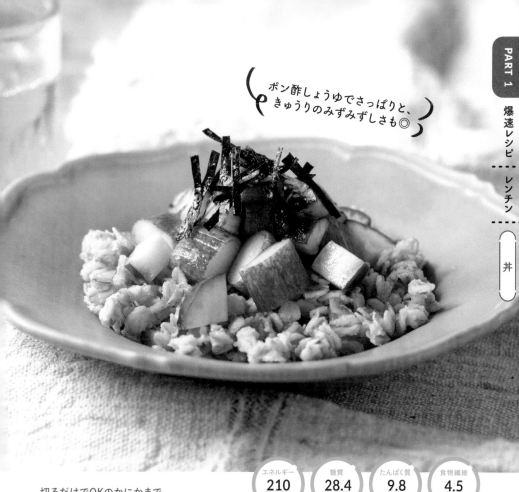

ポン酢しょうゆでさっぱりと、
きゅうりのみずみずしさも◎

| エネルギー | 糖質 | たんぱく質 | 食物繊維 |
|---|---|---|---|
| **210** kcal | **28.4** g | **9.8** g | **4.5** g |

切るだけでOKのかにかまで、
彩りと旨味アップ！

# かにかまきゅうり丼

## 材料（1人分）

オートミール（ロールドオーツ）・・・・・・・ 40g
水・・・・・・・・・・・・・・・・・・・・・・・・・・・・・・・・ ⅓カップ
かに風味かまぼこ・・・・・・・・・・・・・・・・・・ 3本
きゅうり・・・・・・・・・・・・・・・・・・・・・・・ ¼本（25g）
刻みのり・・・・・・・・・・・・・・・・・・・・・・・・・・・ 適量
A ［ ポン酢しょうゆ・・・・・・・・・・・・・ 小さじ1
　　 オリーブ油・・・・・・・・・・・・・・・・ 小さじ½

―――― 即やせ point ――――

魚のすり身や卵白で作られたかに風味か
まぼこは、高たんぱくで低糖質な食材。旨
味もあって◎。

## 作り方

1 耐熱ボウルにオートミール、水を
　入れ、ラップはかけずに電子レン
　ジで1分加熱し、さっと混ぜる。

2 かに風味かまぼこは1.5cm幅に
　切り、きゅうりは縦4等分にして、
　1cm幅に切る。

3 器に1を盛り、2、刻みのりをの
　せ、Aをかける。

レンチンする！

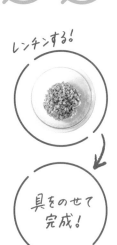

具をのせて
完成！

33

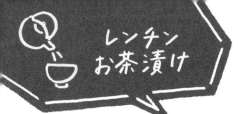
レンチン
お茶漬け

オートミールの味に慣れてない方に試して欲しい
お茶漬けレシピ。具材を入れて湯をかければ、
サラサラと抵抗なくいただけます。

塩漬けの具材を使って
ズボラに味つけ!

| エネルギー | 糖質 | たんぱく質 | 食物繊維 |
|---|---|---|---|
| **126** kcal | **19.4** g | **5.0** g | **3.9** g |

# 梅昆布茶漬け

## 材料（1人分）

オートミール（ロールドオーツ） ・・・・・・・・・・・・・・・・・・・・・・・・・・・・・・・・・・・・・・・・ 30g
水 ・・・・・・・・・・・・・・・・・・・・・・・・・・・・・・・・・・・・・・・・・・・・・・・・・・・・・・・・・・・・・・・・・・・ ¼カップ
豆苗 ・・・・・・・・・・・・・・・・・・・・・・・・・・・・・・・・・・・・・・・・・・・・・・・・・・・・・・・・・・・・・・・・・・・ 10g
梅干し ・・・・・・・・・・・・・・・・・・・・・・・・・・・・・・・・・・・・・・・・・・・・・・・・・・・・・・・・・・・・ 1個(12g)
塩昆布 ・・・・・・・・・・・・・・・・・・・・・・・・・・・・・・・・・・・・・・・・・・・・・・・・・・・・・・・・・・ ひとつまみ
湯 ・・・・・・・・・・・・・・・・・・・・・・・・・・・・・・・・・・・・・・・・・・・・・・・・・・・・・・・・・・・・・・・・・・・ ½カップ

## 作り方

1 耐熱ボウルにオートミール、水を入れ、ラップは
  かけずに電子レンジで1分加熱し、さっと混ぜ
  る。

2 豆苗は2cm長さに切る。

3 器に1を盛り、梅干し、塩昆布、2をのせ、湯をか
  ける。

--- 即やせ point

梅干しの酸味の基であるク
エン酸は、血流をよくする効
能があります。血行がよくな
ると栄養をスムーズに体全
体に運ぶことができ、代謝も
上がるので、やせやすい体づ
くりにつながります。

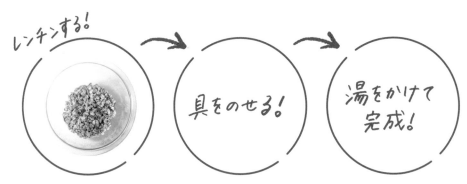

レンチンする!　　　具をのせる!　　　湯をかけて完成!

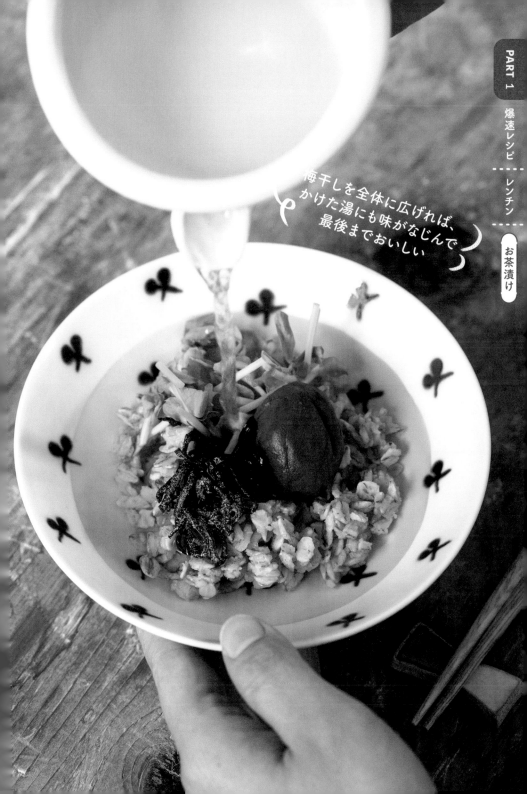

梅干しを全体に広げれば、
かけた湯にも味がなじんで、
最後までおいしい

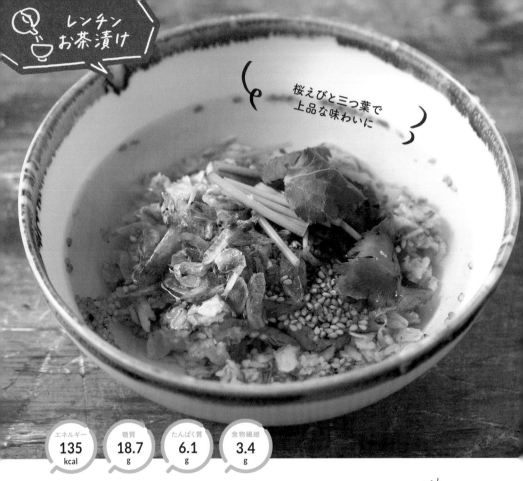

桜えびと三つ葉で
上品な味わいに

| エネルギー | 糖質 | たんぱく質 | 食物繊維 |
|---|---|---|---|
| 135 kcal | 18.7 g | 6.1 g | 3.4 g |

和風だしの素で手軽に和風テイストに

# 桜えびと三つ葉のお茶漬け

## 材料（1人分）

オートミール（ロールドオーツ）‥‥‥‥ 30g
水 ‥‥‥‥‥‥‥‥‥‥‥‥‥‥‥‥ ¼カップ
三つ葉 ‥‥‥‥‥‥‥‥‥‥‥‥‥‥‥ 少々

A [
桜えび ‥‥‥‥‥‥‥‥‥‥‥‥ 大さじ1
白いりごま ‥‥‥‥‥‥‥‥‥‥ 小さじ½
和風だしの素（顆粒）‥‥‥‥‥ 小さじ¼
塩 ‥‥‥‥‥‥‥‥‥‥‥‥‥‥ 少々
]
湯 ‥‥‥‥‥‥‥‥‥‥‥‥‥‥‥‥ ½カップ

## 作り方

**1** 耐熱ボウルにオートミール、水を入れ、ラップはかけずに電子レンジで1分加熱し、さっと混ぜる。

**2** 三つ葉はざく切りにする。

**3** 器に1を盛り、2、Aをのせ、湯をかける。

―――― 即やせ point ――――

オートミールや桜えびに豊富なカルシウムは、体に貯蔵しておくことができないので、こまめにとるようにしましょう。

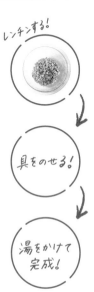

レンチンする！

↓

具をのせる！

↓

湯をかけて
完成！

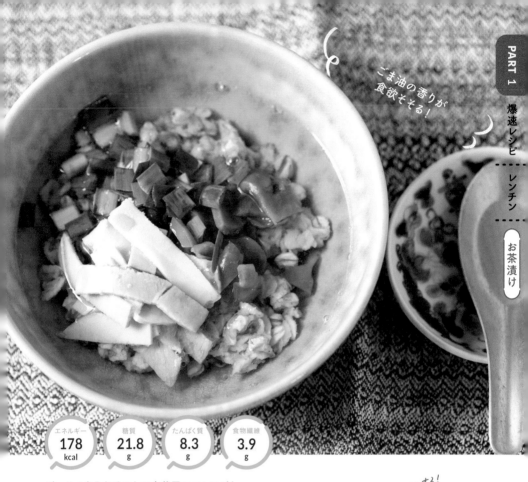

ごま油の香りが
食欲そそる！

| エネルギー | 糖質 | たんぱく質 | 食物繊維 |
|---|---|---|---|
| **178**<br>kcal | **21.8**<br>g | **8.3**<br>g | **3.9**<br>g |

ザーサイを入れることで中華風にアレンジ！

# ハムとザーサイの中華茶漬け

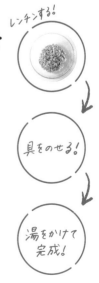

レンチンする！

具をのせる！

湯をかけて
完成！

## 材料（1人分）

オートミール（ロールドオーツ）‥‥‥‥ 30g
水‥‥‥‥‥‥‥‥‥‥‥‥‥‥‥‥ ¼カップ
ハム‥‥‥‥‥‥‥‥‥‥‥‥‥ 1枚（15g）
ザーサイ‥‥‥‥‥‥‥‥‥‥‥‥‥‥ 10g
にら‥‥‥‥‥‥‥‥‥‥‥‥‥‥‥‥ 2本
A┌ めんつゆ（2倍濃縮）‥‥‥‥‥ 大さじ1
　└ ごま油‥‥‥‥‥‥‥‥‥‥ 小さじ¼
湯‥‥‥‥‥‥‥‥‥‥‥‥‥‥‥ ½カップ

─── 即やせ point ───

オートミールはGI値が低く、血糖値の上昇
をおさえる効果があるので、朝ごはんにも
おすすめです。

## 作り方

1 耐熱ボウルにオートミール、水を
入れ、ラップはかけずに電子レン
ジで1分加熱し、さっと混ぜる。

2 ハムは半分に切り、1cm幅の細
切りにする。ザーサイは食べやす
い大きさに切り、にらは1cm長さ
に切る。

3 器に1を盛り、2をのせ、A、湯を
かける。

米をオートミールに置き換えて具材と混ぜれば、
栄養バランスをととのえながら、
いろんな味わいを楽しめるアレンジに！

さばのみそ煮缶に、
具も味つけもお任せあれ！

| エネルギー | 糖質 | たんぱく質 | 食物繊維 |
|---|---|---|---|
| 294 kcal | 27.4 g | 17.1 g | 3.8 g |

# さば缶とれんこんの混ぜごはん

## 材料（1人分）

オートミール（ロールドオーツ）‥‥‥‥‥‥‥‥‥‥‥‥‥‥‥‥‥‥ 30g
A [ さばみそ煮缶の缶汁‥‥‥‥‥‥‥‥‥‥‥‥‥‥‥‥‥‥ 大さじ2
　 [ 水‥‥‥‥‥‥‥‥‥‥‥‥‥‥‥‥‥‥‥‥‥‥‥‥‥‥‥ 大さじI
れんこん‥‥‥‥‥‥‥‥‥‥‥‥‥‥‥‥‥‥‥‥‥‥‥‥‥‥‥‥ 30g
さばみそ煮缶‥‥‥‥‥‥‥‥‥‥‥‥‥‥‥‥‥‥‥‥‥‥‥‥‥ 50g
貝割れ菜‥‥‥‥‥‥‥‥‥‥‥‥‥‥‥‥‥‥‥‥‥‥‥‥‥‥‥ 適量

## 作り方

1　れんこんは2〜3mm厚さに切り、6等分にし、5
　　分ほど水にさらして水けをきる。

2　耐熱ボウルにオートミール、Aを入れ、さば缶、
　　1をのせる。ラップをして電子レンジで1分30秒
　　加熱し、全体をさっと混ぜる。

3　貝割れ菜は根を切り落とし、半分に切る。

4　器に2を盛り、3をのせる。

#### 即やせ point

さばに含まれるEPAという良
質な油脂には、血中の中性
脂肪を減らす効果がありま
す。缶詰であればレンチンで
調理ができ、手軽に使えるで
ダイエット中におすすめの食
材です。

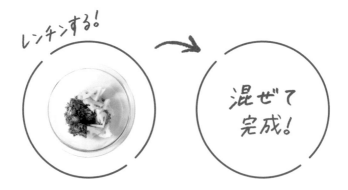

レンチンする！

混ぜて
完成！

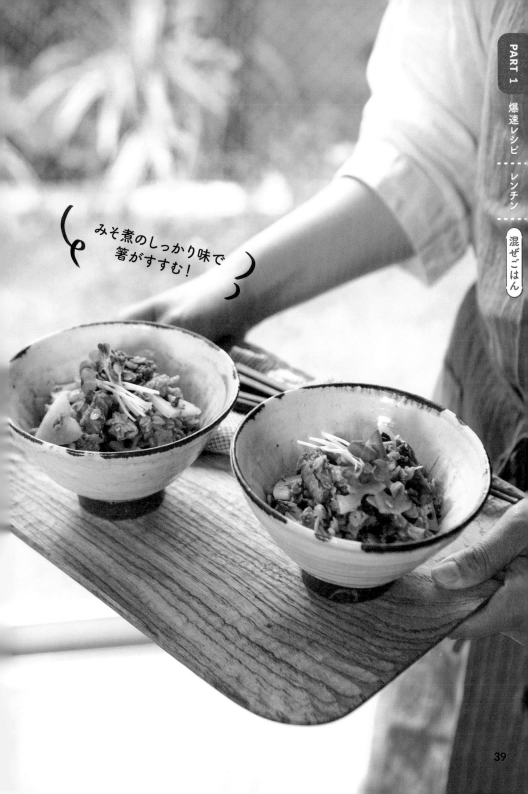

みそ煮のしっかり味で
箸がすすむ！

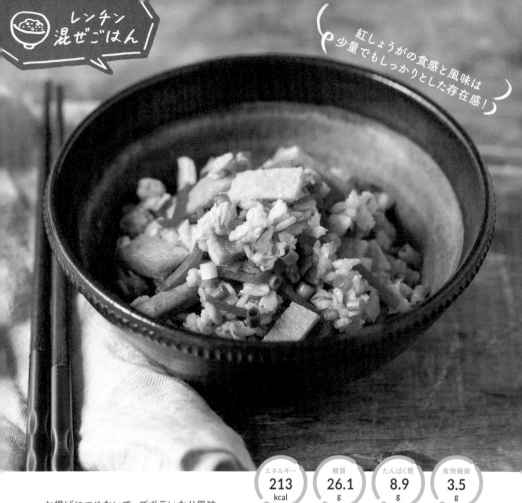

紅しょうがの食感と風味は
少量でもしっかりとした存在感!

| エネルギー | 糖質 | たんぱく質 | 食物繊維 |
|---|---|---|---|
| **213** kcal | **26.1** g | **8.9** g | **3.5** g |

お揚げにつめないで、ズボラいなり風味

# おいなり混ぜごはん

## 材料(1人分)

オートミール(ロールドオーツ)‥‥‥‥ 30g
水‥‥‥‥‥‥‥‥‥‥‥‥‥‥‥‥‥ ¼カップ
いなり用お揚げ(市販)‥‥‥‥ 1切れ(½枚)
万能ねぎ‥‥‥‥‥‥‥‥‥‥‥‥‥‥ 1本
紅しょうが‥‥‥‥‥‥‥‥‥‥‥‥‥ 5g

―――― 即やせ point ――――

お揚げはたんぱく質が豊富で、味もついて
いるから調味いらず!時短にもつながるの
で、ズボラさんのダイエットにも◎。

## 作り方

**1** 耐熱ボウルにオートミール、水を
入れ、ラップはかけずに電子レン
ジで1分加熱する。

**2** いなり用お揚げは3等分にし、
1cm幅に切る。万能ねぎは小口切
りにする。

**3** 1に2、紅しょうがを加え、さっと
混ぜる。

レンチンする!

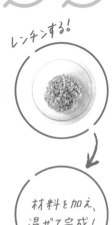

材料を加え、
混ぜて完成!

たっぷり入れた鮭フレークの
旨味が噛むほど広がる！

| エネルギー | 糖質 | たんぱく質 | 食物繊維 |
|---|---|---|---|
| 155 kcal | 18.6 g | 10.5 g | 3.6 g |

鮭フレークでパパッと
味が決まる！

# 鮭と小松菜の混ぜごはん

## 材料（1人分）

オートミール（ロールドオーツ）······ 30g

A ┌ 水 ···································· ¼カップ
　└ 和風だしの素（顆粒）······ 小さじ⅛

小松菜 ································· 30g

鮭フレーク ·························· 大さじ2

── 即やせ point ──

オートミールと同じく、鮭にも血糖値の急
上昇を防ぐ作用があります。鮭フレークな
ら忙しい朝にも便利。

## 作り方

1　小松菜は1cm長さに切る。

2　耐熱ボウルにオートミール、A、1
　　を入れ、ラップをかけて電子レン
　　ジで1分30秒加熱する。

3　2に鮭フレークを加え、さっと混
　　ぜる。

レンチンする！

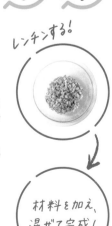

材料を加え、
混ぜて完成！

41

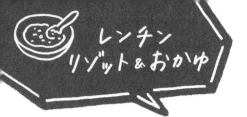

レンチン
リゾット&おかゆ

オートミールのモチモチ食感を生かした

コクのある味わい仕立ての

リゾットとおかゆのアレンジレシピです。

濃厚なチーズリゾットも
レンチンで出来ちゃう！

| エネルギー | 糖質 | たんぱく質 | 食物繊維 |
|---|---|---|---|
| 393 kcal | 26.4 g | 16.3 g | 4.8 g |

# ベーコンとブロッコリーの チーズリゾット

## 材料（1人分）

オートミール（インスタントオーツ）‥‥‥‥‥‥‥‥‥‥‥‥‥‥‥‥‥‥‥‥ 30g
A ┌ 牛乳 ‥‥‥‥‥‥‥‥‥‥‥‥‥‥‥‥‥‥‥‥‥‥‥‥‥‥‥‥‥‥‥ ¾カップ
　└ 塩 ‥‥‥‥‥‥‥‥‥‥‥‥‥‥‥‥‥‥‥‥‥‥‥‥‥‥‥‥‥‥‥ 少々
ベーコン ‥‥‥‥‥‥‥‥‥‥‥‥‥‥‥‥‥‥‥‥‥‥‥‥‥‥‥‥ 1枚(20g)
ブロッコリー ‥‥‥‥‥‥‥‥‥‥‥‥‥‥‥‥‥‥‥‥‥‥‥‥‥‥‥‥ 30g
クリームチーズ ‥‥‥‥‥‥‥‥‥‥‥‥‥‥‥‥‥‥‥‥‥‥‥‥‥‥‥ 30g
粗びき黒こしょう ‥‥‥‥‥‥‥‥‥‥‥‥‥‥‥‥‥‥‥‥‥‥‥‥‥‥ 少々

## 作り方

1 ベーコンは1cm幅に切り、ブロッコリーは小房
　に分ける。

2 耐熱ボウルにオートミール、クリームチーズ、A
　を入れ、1をのせる。ラップをして電子レンジで2
　分30秒～3分加熱し、全体をさっと混ぜる。

3 器に2を盛り、粗びき黒こしょうをふる。

— 即やせ point —

オートミールだけでは不足し
がちな栄養素であるたんぱ
く質やカルシウムは、チーズ
や牛乳などの乳製品などと
組み合わせてとるのがおす
すめです。チーズのコクで満
足度もアップ！

レンチンする！

混ぜて
完成！

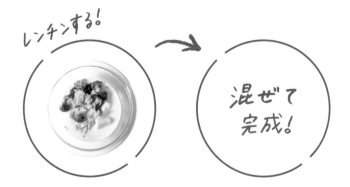

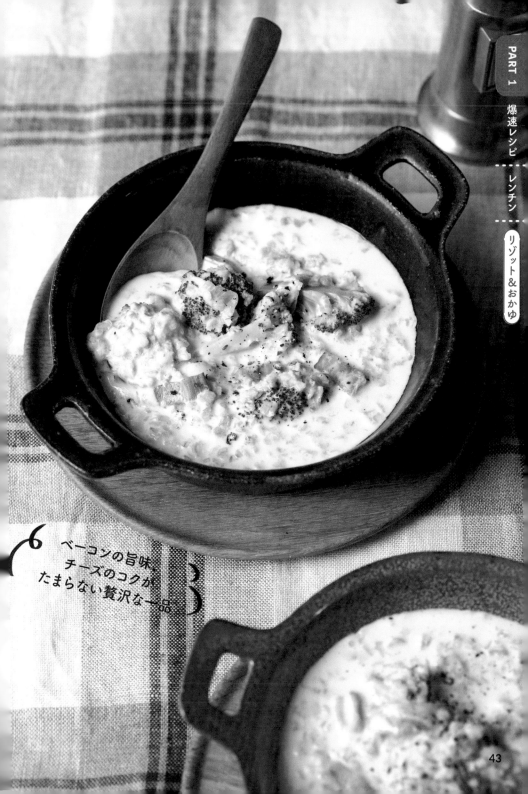

ベーコンの旨味、
チーズのコクが
たまらない贅沢な一品。

43

トマト味ベースに
シーフードミックスがよく合う!

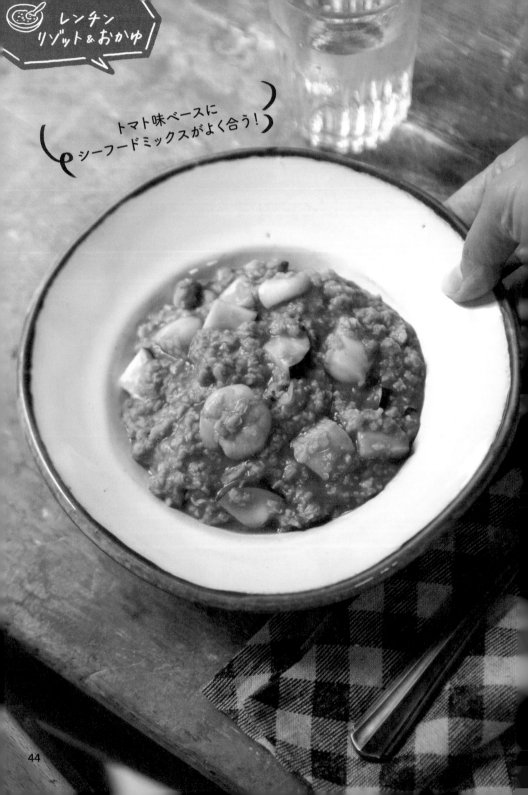

オートミールにも
トマトジュースが
染み込んで◎

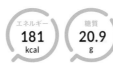

| エネルギー | 糖質 | たんぱく質 | 食物繊維 |
|---|---|---|---|
| 181 kcal | 20.9 g | 15.1 g | 4.6 g |

# シーフードとズッキーニの
# トマトリゾット

## 材料（1人分）

オートミール（インスタントオーツ） ·········································· 30g

A
水 ····················································································· 80ml
トマトジュース（無塩） ······················································· 80ml
塩 ····················································································· 小さじ⅓
こしょう ············································································· 少々

ズッキーニ ···················································································· ⅓本（50g）
シーフードミックス ··································································· 50g（正味）

## 作り方

**1** ズッキーニは5mm厚さのいちょう切りにする。

**2** 耐熱ボウルにオートミール、Aを入れ、シーフードミックス、1をのせる。ラップをして電子レンジで2分30秒～3分加熱し、全体をさっと混ぜる。

— 即やせ point —

シーフードミックスは手軽に使えてかつ旨味もあり、豊富なたんぱく質を含む優秀な食材です。空腹感はダイエットの敵！オートミールの食物繊維と組み合わせて、満足感を意識して。

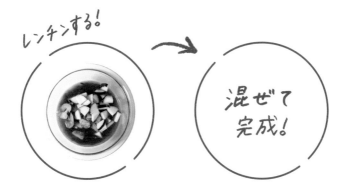

レンチンする！

混ぜて
完成！

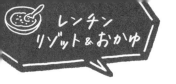
レンチン
リゾット&おかゆ

オートミールといっしょに
具材もレンチンで時短に！

| エネルギー | 糖質 | たんぱく質 | 食物繊維 |
|---|---|---|---|
| **193**kcal | **19.0**g | **13.5**g | **4.6**g |

# キムチリゾット

## 材料（1人分）

オートミール（インスタントオーツ）······························· 30g

A ┌ 水 ·········································································· ¾カップ
　 └ 塩 ·········································································· 少々

豚こま肉 ···································································· 40g

ピーマン ··································································· 1個(30g)

キムチ ······································································· 30g

## 作り方

1 豚肉は一口大に切る。ピーマンは横に5mm幅の細切りにし、キムチはざく切りにする

2 耐熱ボウルにオートミール、Aを入れ、1をのせる。ラップをして電子レンジで2分30秒〜3分加熱する。

--- 即やせ point

オートミールにも糖質は含まれますが、1回で食べる量が少量なので気にしなくてOK！組み合わせる食材を豚肉などの低糖質食材にすると、よりダイエット効果が出て◎。

レンチンする！

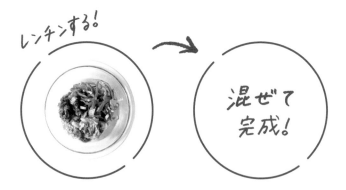

混ぜて
完成！

46

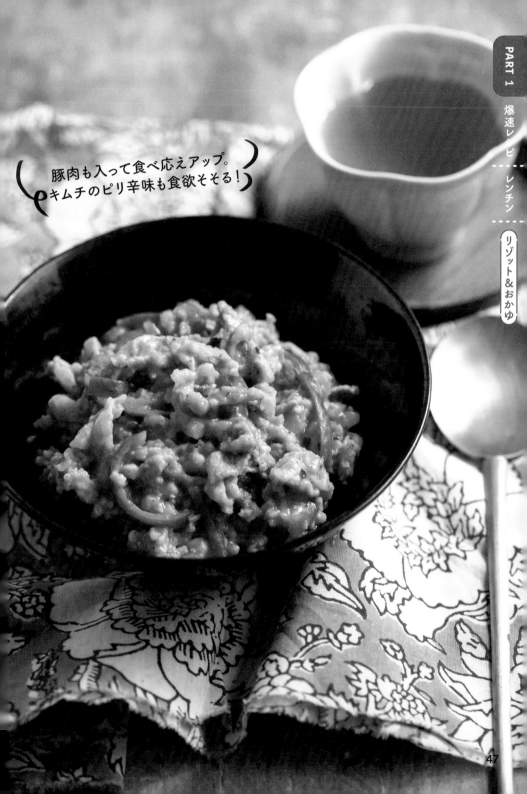

豚肉も入って食べ応えアップ。
キムチのピリ辛味も食欲そそる！

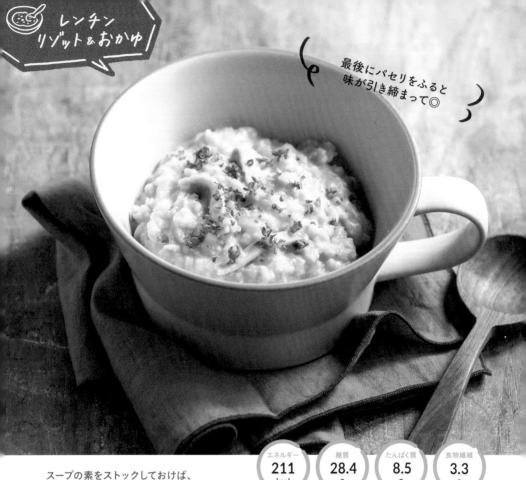

最後にパセリをふると
味が引き締まって◎

| エネルギー | 糖質 | たんぱく質 | 食物繊維 |
|---|---|---|---|
| 211 kcal | 28.4 g | 8.5 g | 3.3 g |

スープの素をストックしておけば、
いつでも気軽に！

# コーンポタージュリゾット

## 材料（1人分）

オートミール（インスタントオーツ）・・・・30g

A ┌ 水・・・・・・・・・・・・・・・・・・・¾カップ
　└ コーンポタージュスープの素（市販）・・1袋

ハム・・・・・・・・・・・・・・・・・・・・・1枚

パセリ（みじん切り）・・・・・・・・・・・・適量

*— 即やせ point —*

いつもはお湯を注いでスープだけ！なんて
方におすすめのアレンジ。栄養も満足感も
得られます。

## 作り方

1 ハムは半分に切り、5mm幅の細
切りにする。

2 耐熱ボウルにオートミール、A、1
を入れ、ラップをして電子レンジで
1分30秒加熱し、さっと混ぜる。

3 器に2を盛り、パセリをふる。

レンチンする！

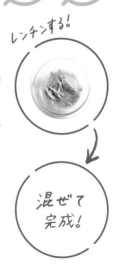

混ぜて
完成！

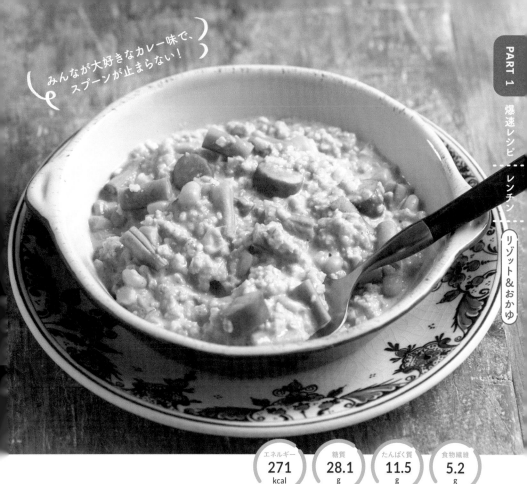

みんなが大好きなカレー味で、スプーンが止まらない！

| エネルギー | 糖質 | たんぱく質 | 食物繊維 |
|---|---|---|---|
| **271** kcal | **28.1** g | **11.5** g | **5.2** g |

牛乳を使ってまろやかなカレー味に！

# カレーリゾット

## 材料（1人分）

オートミール（インスタントオーツ）‥‥ 30g

A
- 牛乳 ‥‥‥‥‥‥‥‥‥‥‥ ½カップ
- 水 ‥‥‥‥‥‥‥‥‥‥‥ ¼カップ
- カレー粉 ‥‥‥‥‥‥‥‥ 小さじ½
- 洋風スープの素（顆粒）‥‥ 小さじ½
- 塩 ‥‥‥‥‥‥‥‥‥‥‥‥ 少々

ウインナーソーセージ ‥‥‥‥ 1本（20g）
さやいんげん ‥‥‥‥‥‥‥ 4本（30g）
コーン缶 ‥‥‥‥‥‥‥‥‥‥ 大さじ2

## 作り方

**1** ウインナーソーセージは1cm幅の輪切りにし、さやいんげんは2cm長さに切る。

**2** 耐熱ボウルにオートミール、A、1を入れ、コーン缶をのせる。ラップをかけて電子レンジで2分30秒〜3分加熱し、全体をさっと混ぜる。

レンチンする！

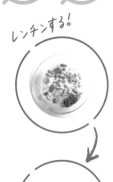

混ぜて完成！

------ 即やせ point ------

少量でしっかり味つけができるカレー粉は、減塩にもつながるので、ダイエットにおすすめの調味料です。

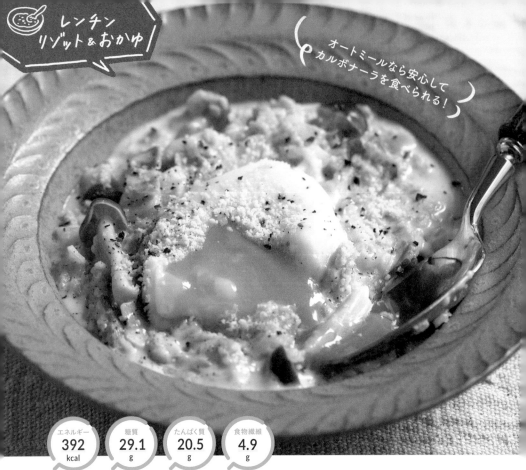

オートミールなら安心して
カルボナーラを食べられる！

| エネルギー | 糖質 | たんぱく質 | 食物繊維 |
|---|---|---|---|
| **392** kcal | **29.1** g | **20.5** g | **4.9** g |

具だくさんでもまとめてレンチンできるからうれしい！

# カルボナーラリゾット

## 材料（1人分）

オートミール（インスタントオーツ）‥‥ 30g
A　牛乳‥‥‥‥‥‥‥‥‥‥‥‥ ¾カップ
　　塩‥‥‥‥‥‥‥‥‥‥‥‥ 小さじ¼
ベーコン‥‥‥‥‥‥‥‥‥‥ 1枚（20g）
玉ねぎ‥‥‥‥‥‥‥‥‥‥ ¼個（50g）
しめじ‥‥‥‥‥‥‥‥‥‥ ⅓袋（30g）
温泉卵（市販）‥‥‥‥‥‥‥‥‥‥ 1個
粗びき黒こしょう・粉チーズ‥‥‥‥ 各適量

───── 即やせ point ─────

卵は、たんぱく質を構成する必須アミノ酸
がバランス良く含まれており、健康的なダイ
エットには欠かせない食材です。

## 作り方

1　ベーコンは1cm幅に切る。玉ね
　ぎは粗みじん切りにし、しめじは
　石づきを切り落とし、小房に分
　ける。

2　耐熱ボウルにオートミール、Aを
　入れ、1をのせる。ラップをして電
　子レンジで2分30秒〜3分加熱
　し、全体をさっと混ぜる。

3　器に2を盛り、温泉卵をのせ、粗
　びき黒こしょう、粉チーズをふる。

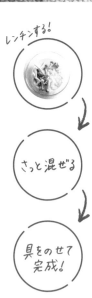

レンチンする！

さっと混ぜる

具をのせて
完成！

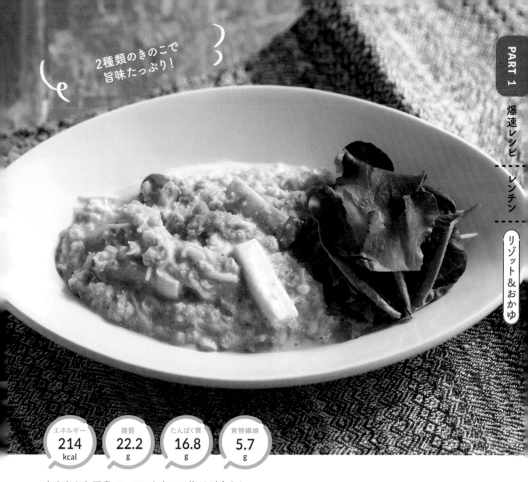

2種類のきのこで
旨味たっぷり！

| エネルギー | 糖質 | たんぱく質 | 食物繊維 |
|---|---|---|---|
| **214** kcal | **22.2** g | **16.8** g | **5.7** g |

まろやかな豆乳ベースにたらこの塩けが合う！

# たらこクリームリゾット

## 材料（1人分）

オートミール（インスタントオーツ）・・・・ 30g

A ┌ 無調整豆乳・・・・・・・・・・・・・ ½カップ
　├ 水・・・・・・・・・・・・・・・・・ ¼カップ
　└ 塩・こしょう・・・・・・・・・・・ 各少々

エリンギ・・・・・・・・・・・・・・・ ⅓袋（30g）
えのきだけ・・・・・・・・・・・・・・ ⅓袋（30g）
たらこ・・・・・・・・・・・・・・・・・・・・ 30g
ベビーリーフ・・・・・・・・・・・・・・・・ 適量

---- 即やせ point ----

きのこ類は腸内環境をととのえる食物繊
維が豊富。体内に不要なものを溜め込ま
ない、やせやすい体づくりに取り入れて。

## 作り方

**1** エリンギは長さを半分に切り、6
等分にする。えのきだけは石づき
を切り落とし、半分に切る。たら
こは1cm幅のぶつ切りにする。

**2** 耐熱ボウルにオートミール、Aを
入れ、**1**をのせる。ラップをかけて
電子レンジで2分30秒〜3分加熱
し、全体をさっと混ぜる。

**3** 器に**2**を盛り、ベビーリーフを添え
る。

レンチンする！

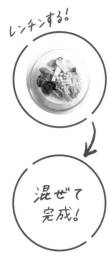

混ぜて
完成！

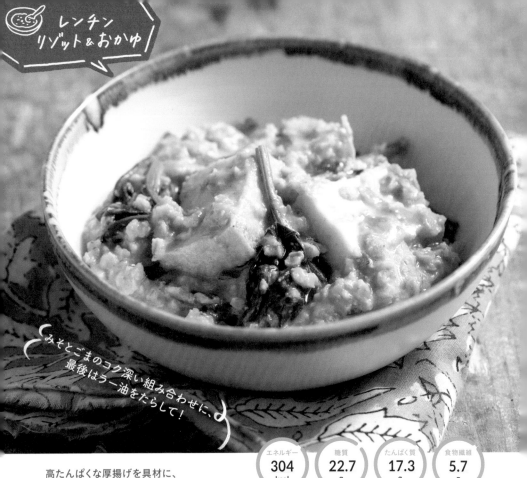

みそとごまのコク深い組み合わせに、
最後はラー油をたらして！

| エネルギー | 糖質 | たんぱく質 | 食物繊維 |
|---|---|---|---|
| 304 kcal | 22.7 g | 17.3 g | 5.7 g |

高たんぱくな厚揚げを具材に、
大満足の一杯に

# 厚揚げとほうれん草の担々リゾット

## 材料（1人分）

オートミール（インスタントオーツ）···· 30g

A
- 無調製豆乳 ················· ½カップ
- 水 ····················· ¼カップ
- みそ ··················· 大さじ½
- 白すりごま ··············· 小さじ1
- 鶏がらスープの素（顆粒）······ 小さじ½

厚揚げ ························ 60g
ほうれん草 ···················· 30g
ラー油 ····················· 適量

## 作り方

1 厚揚げは1cm厚さの一口大に切り、ほうれん草は5cm幅のざく切りにする

2 耐熱ボウルにオートミール、Aを入れ、1をのせる。ラップをして電子レンジで1分30秒加熱し、全体を混ぜる。

3 器に2を盛り、ラー油をかける。

レンチンする！

混ぜて
完成！

───── 即やせ point ─────

厚揚げは低糖質・高たんぱく、おまけにカルシウムも補えるので、オートミールとの相性も抜群の食材です。

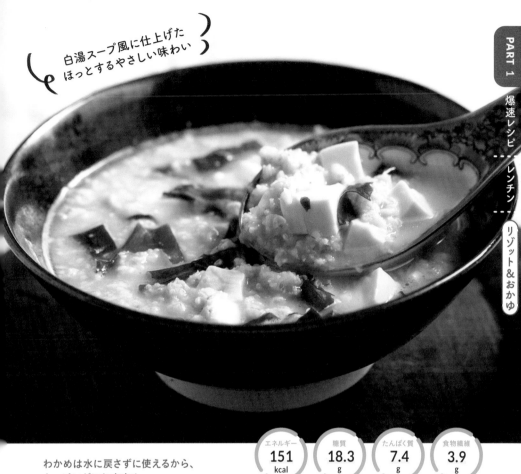

白湯スープ風に仕上げた
ほっとするやさしい味わい

わかめは水に戻さずに使えるから、
トッピングにおすすめ

| エネルギー | 糖質 | たんぱく質 | 食物繊維 |
|---|---|---|---|
| **151** kcal | **18.3** g | **7.4** g | **3.9** g |

# 豆腐とわかめの中華がゆ

## 材料（1人分）

オートミール（インスタントオーツ） ···· 30g

A
- 水 ······························· 1カップ
- 鶏がらスープの素（顆粒） ··· 小さじ½
- ごま油 ························· 小さじ¼
- 塩 ······························· 少々

絹ごし豆腐 ························· 50g
わかめ ························· 小さじ½

### 即やせ point

わかめに含まれる食物繊維は水溶性食物
繊維といって、血糖値の急激な上昇をおさ
えてくれる作用があります。

## 作り方

1 豆腐は1cm角に切る。

2 耐熱ボウルにオートミール、Aを
入れ、1、わかめをのせる。ラップ
をかけて電子レンジで2分30秒
〜3分加熱し、全体を混ぜる。

レンチンする！

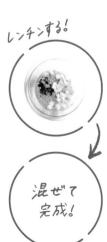

混ぜて
完成！

食べ方編

# オートミール Q&A

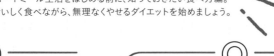

オートミール生活をはじめる前に、知っておきたい食べ方編。
おいしく食べながら、無理なくやせるダイエットを始めましょう。

## Q オートミールは1食=30gといわれますが、100gぐらい食べるのはダメなのでしょうか。

**A 食べすぎはどちらにしてもNG！**

オートミールは食物繊維が豊富なので、食べすぎると下痢や腹痛の原因に。オートミールを1食あたり100g食べると、1日の1/2量の食物繊維をとることにもなり、エネルギー、糖質も高くなってしまいます。かえって太ってしまう場合があるので、あくまでも、30〜50gを目安に食べましょう。

## Q ごはん化したオートミールは保存できますか？

**A 冷蔵＆冷凍保存OK**

ごはん化したオートミールを多めに作ってしまったときは、冷蔵庫で保存しても2日ぐらいはおいしく食べられます。また、1食分ずつ小分けにしてラップで包み、冷凍保存袋に入れて平らにして冷凍保存もOK。食べるときは、電子レンジで3分ほど加熱すれば、ホカホカのごはん化オートミールの完成です。

## Q オートミールで作った料理は、保存してもいいですか？再加熱しても大丈夫？

**A 料理に使った場合は、早めに食べきって**

チャーハンなどは冷蔵してもおいしく食べられますが、リゾットなど、水分量の多い料理は、時間が経つと味が落ちてしまうので、すぐに食べるのがおすすめです。冷蔵保存する場合は2日ぐらいを目安に食べきりましょう。冷凍保存ももちろん可能です。レンチンで再加熱すれば、おいしく食べられます。

## Q オートミールを食べるなら、朝、昼、夜どのタイミングがベストですか？

**A 食べるならこれから活動する朝が効果的**

基本的にはいつ食べてもOKですが、おすすめなのは朝食。忙しい朝は、朝食を抜きがちですが、オートミールならすぐに作れて腹持ちがいいのでおすすめ。また、昼の手軽なランチやお弁当に取り入れるのも効果があります。夜は食べ過ぎ防止に効果がありますが、深夜に食べるのは避けましょう。

PART

# 2

( 『なにこれ、
おいしい！』
と驚く )

# オートミールの
# 主食＆おかず
## 置き換えレシピ

オートミールって、牛乳をかけたり、
リゾットみたいにして食べるもの、と思っていませんか？
普段のごはん料理や粉料理、
おかずなどに使うと、そのおいしさに驚くはず！

# オートミールを普段の料理に取り入れよう

オートミールはごはんやシリアルの代わり！と思っていませんか？
どんな食材や調味料にも相性がいいから、さまざまな料理に取り入れて。

## 米や粉の代わりに！驚くほどおいしい料理がいろいろ楽しめる！

オートミールは、PART1のような食べ方だけではもったいない！　オートミールを米や粉の代わりに使えば、料理のバリエーションが広がります。例えば、チキンライスやチャーハンなどのごはん料理も、ごはんをオートミールに変えて調理するだけで、そのおいしさにびっくりするはず。また、小麦粉の代わりにオートミールを使えば、お好み焼きやチヂミ、クレープなどの粉料理もヘルシーにおいしく作ることができます。ダイエットしていても、安心して大好物の料理が食べられるなんてうれしいですね。

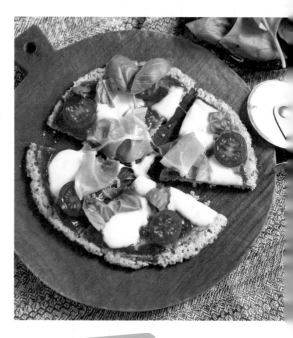

ごはん代わりになる

## ロールドオーツ

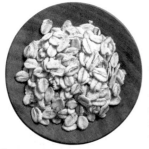

もみ殻を取り除き蒸してから平らに押しつぶし、乾燥させたオーツ麦のこと。ごはん化に最適でプチッとした食感。

粉やシリアルの代わりに！

## インスタントオーツ

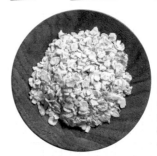

ロールドオーツをさらに加工して、調理をしやすく、食べやすくしたもの。小麦粉の代わりに使うのがベスト。

## ごはんの代わりに！

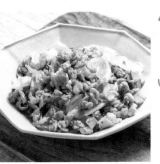

パラパラ
チャーハンなど
油との相性も
バツグン！

キンパも
おすすめ！

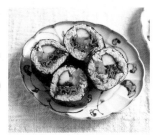

## 粉の代わりに！

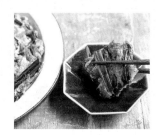

お好み焼き、
チヂミは
ふっくら、
モチモチ！

クレープ
だって
楽しめる！

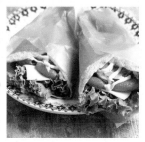

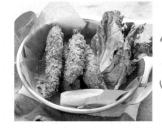

サクサク
の衣の
代わりに！

## 主菜や副菜に使って
## 食物繊維を手軽にプラス！

米や粉の代わりにオートミールを使う以外
にも、主菜、副菜のおかずにプラスするこ
とで、食物繊維をしっかり摂取することが
できます。オートミールは油との相性がい
いので、揚げ物の衣の代わりに使ったり、
炒め物のとろみづけに使うのもおすすめ。
また、ハンバーグなどの肉だねなどは、肉
の量を減らしてオートミールでかさ増しす
ることもできます。副菜には、雑穀やもち
麦のような感覚で、サラダや和え物の具材
として使うといいでしょう。卵との相性も
いいので、卵焼きやスクランブルエッグに
プラスすると、ボリューム＆食べ応え満点
になり、少量でも満腹感が高まるので食べ
過ぎの防止に役立ちます。

炒め物の
仕上げに
加えて！

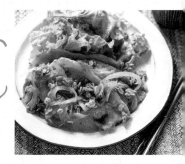

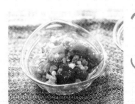

和え物や
サラダに
プラス！

57

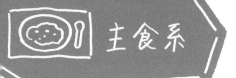
| エネルギー | 糖質 | たんぱく質 | 食物繊維 |
|---|---|---|---|
| 487 kcal | 30.4 g | 22.0 g | 5.1 g |

卵でたんぱく質も
いっしょにとれて◎

# オムライス

材料（1人分）

オートミール（ロールドオーツ）・・・・・・30g
水・・・・・・・・・・・・・・・・・・・・・・・・・¼カップ
ベーコン ・・・・・・・・・・・・・・・・・1枚(20g)
玉ねぎ・・・・・・・・・・・・・・・・・・⅙個(30g)
ピーマン・・・・・・・・・・・・・・・・・1個(30g)
卵・・・・・・・・・・・・・・・・・・・・・・・・・・2個

A [ 牛乳 ・・・・・・・・・・・・・・・・・・ 大さじ1
　 [ 塩・こしょう ・・・・・・・・・・・・・・ 各少々
オリーブ油 ・・・・・・・・・・・・・・・・ 小さじ2
B [ トマトケチャップ ・・・・・・・・ 大さじ1
　 [ 塩・こしょう ・・・・・・・・・・・・・・ 各少々
トマトケチャップ・
グリーンカール・ミニトマト ・・・・・・・各適量

作り方

1 耐熱ボウルにオートミール、水を入れ、ラップは
　かけずに電子レンジで1分加熱する。

2 ベーコンは1cm幅に切る。玉ねぎはみじん切り
　にし、ピーマンは1cm角に切る。

3 ボウルに卵を溶きほぐし、Aを加えて混ぜる。

4 フライパンに半量のオリーブ油を中火で熱し、2
　を炒める。しんなりしたら1を加えて炒め、パラッ
　としたらBを加えてさっと混ぜる。器に盛り、フラ
　イパンをさっと洗う。

5 空いたフライパンに残りのオリーブ油を中火で
　熱し、3を流し入れる。半熟状になったら4にの
　せ、トマトケチャップをかけ、グリーンカール、ミ
　ニトマトを添える。

—— 即やせ point ——

オートミールを白米や玄米
の代わりに使うと、「炊く」と
いう工程を踏まずに主食が
作れるのもうれしいポイン
ト。レンチンでふやかして、あ
とはいつも通りに調理するだ
け！

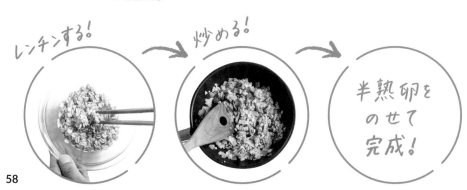

レンチンする！　　→　　炒める！　　→　　半熟卵を　のせて　完成！

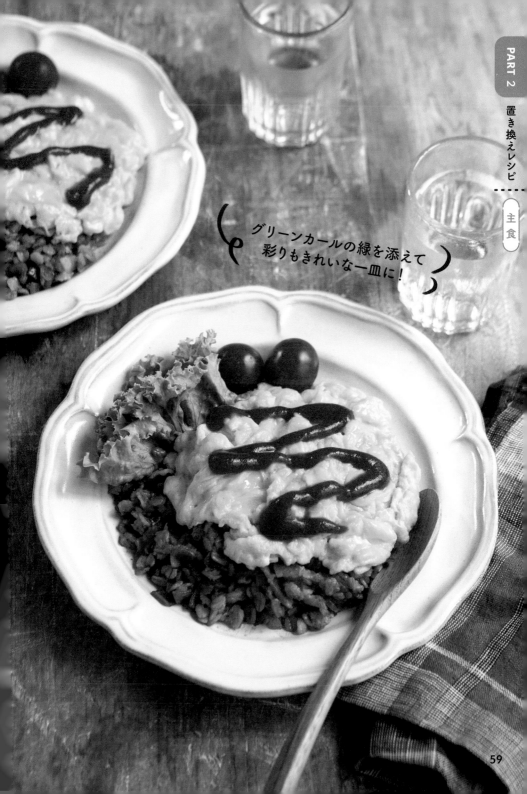

グリーンカールの緑を添えて
彩りもきれいな一皿に！

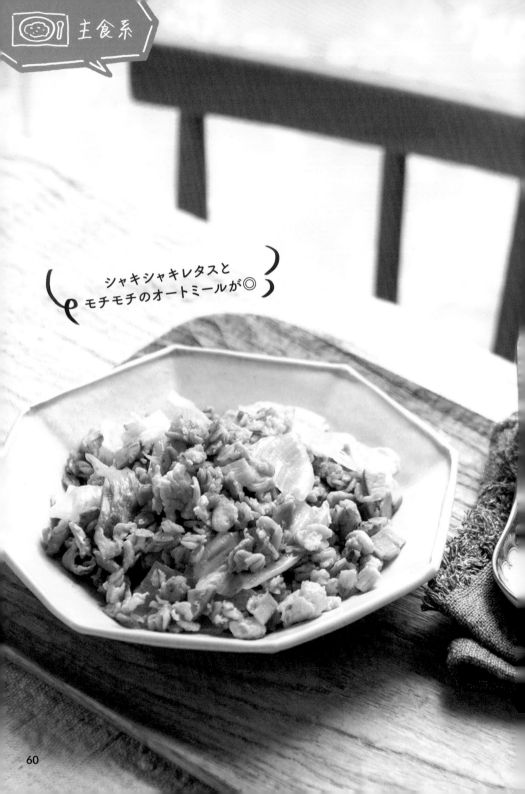

主食系

シャキシャキレタスと
モチモチのオートミールが◎

60

さっと出来るから、
在宅ワークのランチにも
おすすめ！

| エネルギー | 糖質 | たんぱく質 | 食物繊維 |
|---|---|---|---|
| **304** kcal | **20.4** g | **17.1** g | **3.7** g |

主食

# レタスチャーハン

材料（1人分）

| | |
|---|---|
| オートミール（ロールドオーツ） | 30g |
| 水 | ¼カップ |
| ハム | 2枚（30g） |
| 卵 | 1個 |
| レタス | 2枚（50g） |
| ごま油 | 小さじ1 |
| A［ しょうゆ | 小さじ½ |
| 　 塩・こしょう | 各少々 |

作り方

1 耐熱ボウルにオートミール、水を入れ、ラップはかけずに電子レンジで1分加熱する。

2 ハムは1cm角に切る。ボウルに卵を溶きほぐし、レタスは食べやすい大きさにちぎる。

3 フライパンにごま油を中火で熱し、ハムを炒める。卵を加えてさっと炒め、1を加えてさらに炒める。パラっとしたらAを加えてさっと混ぜ、レタスを加えて炒める。

―― 即やせ point ――

オートミールは、体内で生成できない必須アミノ酸BCAAを豊富に含んでいます。プロテインにも入っているアミノ酸で、健康的なダイエットではしっかり摂取したい成分です。

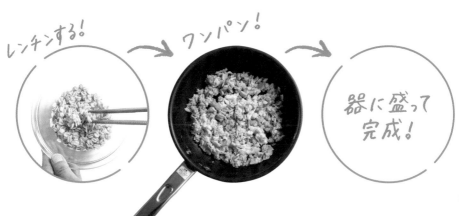

レンチンする！　→　ワンパン！　→　器に盛って完成！

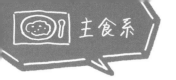 

| エネルギー | 糖質 | たんぱく質 | 食物繊維 |
|---|---|---|---|
| 519 kcal | 23.9 g | 22.9 g | 4.5 g |

豚肉を敷くと、返しやすい!

# モチモチお好み焼き

## 材料(1人分)

オートミール(インスタントオーツ) ･････････････････････････････ 30g
水 ････････････････････････････････････････････････････ ½カップ
豚バラ肉 ･･････････････････････････････････････････････ 2枚(60g)
キャベツ ･･････････････････････････････････････････････････ 50g
卵 ･･･････････････････････････････････････････････････････ 1個
塩 ･･････････････････････････････････････････････････････ 少々
桜えび ･･････････････････････････････････････････････････ 大さじ1
ソース・マヨネーズ・かつお節・青のり ･･･････････････････････････ 各適量

## 作り方

1 耐熱ボウルにオートミール、水を入れ、ラップは
  かけずに電子レンジで1分加熱し、粗熱をとる。

2 豚肉は半分に切り、キャベツはせん切りにする。

3 1に卵を割り入れ、塩を加えてよく混ぜる。キャ
  ベツ、桜えびを加えてさらに混ぜる。

4 直径20cmのフライパンに豚肉を広げ、3を流し
  入れ、中火にかけて蓋をし、2〜3分蒸し焼きに
  する。焼き目がついたら裏返し、蓋をして弱火で
  2〜3分蒸し焼きにする。

5 器に4を盛り、ソース、マヨネーズ、かつお節、青
  のりをかける。

---- 即やせ point

オートミールはコレステロール
値を下げる効果が期待で
きます。コレステロール値が
高くなると病気のリスクも上
がるので、健康のためにも置
き換えはおすすめの方法で
す。

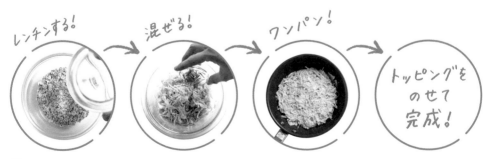

レンチンする! → 混ぜる! → ワンパン! → トッピングをのせて完成!

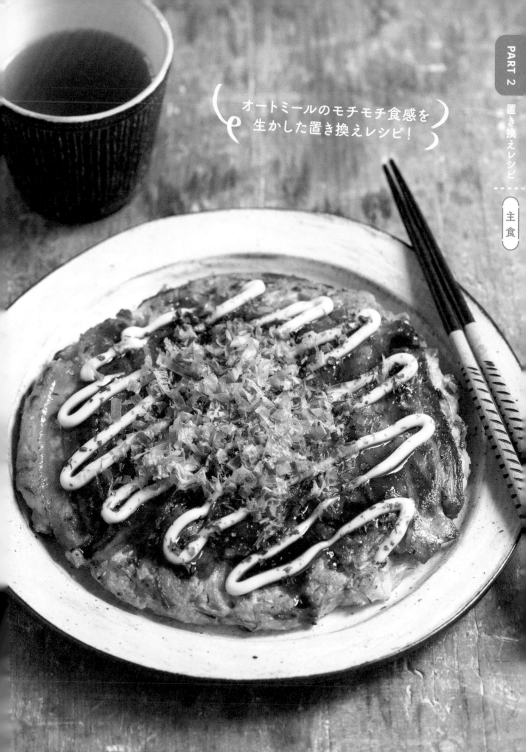

オートミールのモチモチ食感を
生かした置き換えレシピ！

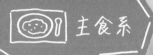 

直接かぶりつけるから、
忙しいときでも食べやすい！

ごま油で表面をカリッと
焼いて香ばしい！

| エネルギー | 糖質 | たんぱく質 | 食物繊維 |
|---|---|---|---|
| **306** kcal | **35.2** g | **14.2** g | **6.1** g |

# ライスバーガー

材料（1人分）

| | |
|---|---|
| オートミール（ロールドオーツ）・・・・・・・・・・・・・・・・・・・・・・・・・・・・・・・・・・・・・・・・ | 50g |
| 水・・・・・・・・・・・・・・・・・・・・・・・・・・・・・・・・・・・・・・・・・・・・・・・・・・・・・・・・・・・・・・・・・ | 80ml |
| にんじん・・・・・・・・・・・・・・・・・・・・・・・・・・・・・・・・・・・・・・・・・・・・・・・・・・・・・・・・・・・ | 20g |
| 焼き鳥缶（タレ）・・・・・・・・・・・・・・・・・・・・・・・・・・・・・・・・・・・・・・・・・・・・・・・・・・・・ | ½缶 |
| ごま油・・・・・・・・・・・・・・・・・・・・・・・・・・・・・・・・・・・・・・・・・・・・・・・・・・・・・・・・・・・・・ | 小さじ1 |
| サニーレタス・・・・・・・・・・・・・・・・・・・・・・・・・・・・・・・・・・・・・・・・・・・・・・・・・・・・・・・ | 適量 |
| 青じそ・・・・・・・・・・・・・・・・・・・・・・・・・・・・・・・・・・・・・・・・・・・・・・・・・・・・・・・・・・・・・ | 1枚 |

作り方

1 耐熱ボウルにオートミール、水を入れ、ラップは
　かけずに電子レンジで1分加熱する。あたたか
　いうちに2等分にして直径8cmほどの円形に成
　形し、冷蔵庫で30分ほど冷やす。

2 にんじんはピーラーで薄切りにし、焼き鳥は粗
　く刻んでタレと混ぜておく。

3 フライパンにごま油を中火で熱し、1を焼く。両
　面に焼き目がついたら取り出し、サニーレタス、
　青じそ、にんじん、焼き鳥をのせて挟む。

― 即やせ point ―

オートミールは1食30gで満
足感を得られ、がっつり食べ
たい男性でも50gで満足でき
ます。一度に食べすぎないこ
とは鉄則ですが、お腹いっぱ
い食べたいときは量を調節
してみて。

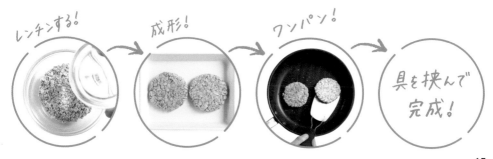

レンチンする！ → 成形！ → ワンパン！ → 具を挟んで完成！

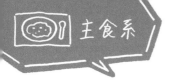

主食系

| エネルギー | 糖質 | たんぱく質 | 食物繊維 |
|---|---|---|---|
| 420 kcal | 38.5 g | 19.5 g | 6.4 g |

フライパンで作れる
マルゲリータ風ピザ！

# ピザ

材料（1人分）

オートミール（インスタントオーツ）・・・・・・・・・・・・・・・・・・・・・・・・・・・・・・・・・・・50g

A ┌ 卵・・・・・・・・・・・・・・・・・・・・・・・・・・・・・・・・・・・・・・・・・・・・・・・・・・・・・・・・・・・・½個
　├ 水・・・・・・・・・・・・・・・・・・・・・・・・・・・・・・・・・・・・・・・・・・・・・・・・・・・・・・・大さじ2
　└ 塩・・・・・・・・・・・・・・・・・・・・・・・・・・・・・・・・・・・・・・・・・・・・・・・・・・・・・・・・・・少々

オリーブ油・・・・・・・・・・・・・・・・・・・・・・・・・・・・・・・・・・・・・・・・・・・・・・・・・・・・・・・・適量
モッツァレラチーズ・・・・・・・・・・・・・・・・・・・・・・・・・・・・・・・・・・・・・・・・・・・・・・・・・30g
ミニトマト・・・・・・・・・・・・・・・・・・・・・・・・・・・・・・・・・・・・・・・・・・・・・・・・・・・・・2個（20g）

B ┌ トマトケチャップ・・・・・・・・・・・・・・・・・・・・・・・・・・・・・・・・・・・・・・・・大さじ1と½
　└ おろしにんにく・・・・・・・・・・・・・・・・・・・・・・・・・・・・・・・・・・・・・・・・・・・・・・・・少々

バジル・生ハム・・・・・・・・・・・・・・・・・・・・・・・・・・・・・・・・・・・・・・・・・・・・・・・・・各適量

作り方

1　ボウルにオートミール、Aを入れてよく混ぜ、オリーブ油小さじ1を加えてさらに混ぜる。

2　モッツァレラチーズは5mm厚さに切り、ミニトマトはヘタを取り、3等分にする。

3　直径20cmのフライパンにオリーブ油少々をなじませ、1を広げる。中火にかけて2〜3分焼く。焼き色がついたら裏返し、混ぜ合わせたBを塗り、モッツァレラチーズ、ミニトマトをのせ、蓋をして弱火で2〜3分蒸し焼きにする。

4　器に3を盛り、バジル、生ハムを添える。

―― 即やせ point

不足しやすい栄養素のひとつであるビタミンB群を、オートミールで補うことができます。ビタミンB群は代謝をスムーズにしてくれる作用があるので、コンスタントに取り入れて。

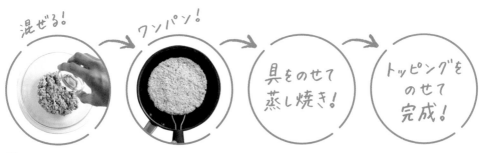

混ぜる！　ワンパン！　具をのせて蒸し焼き！　トッピングをのせて完成！

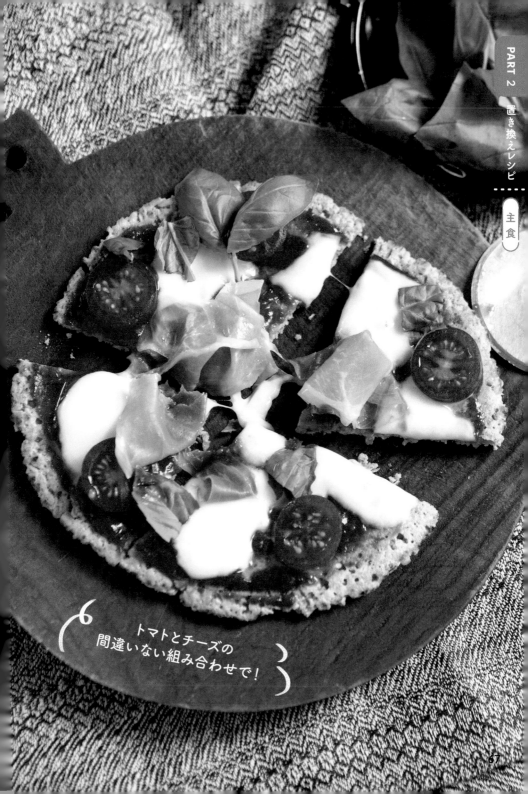

トマトとチーズの
間違いない組み合わせで!

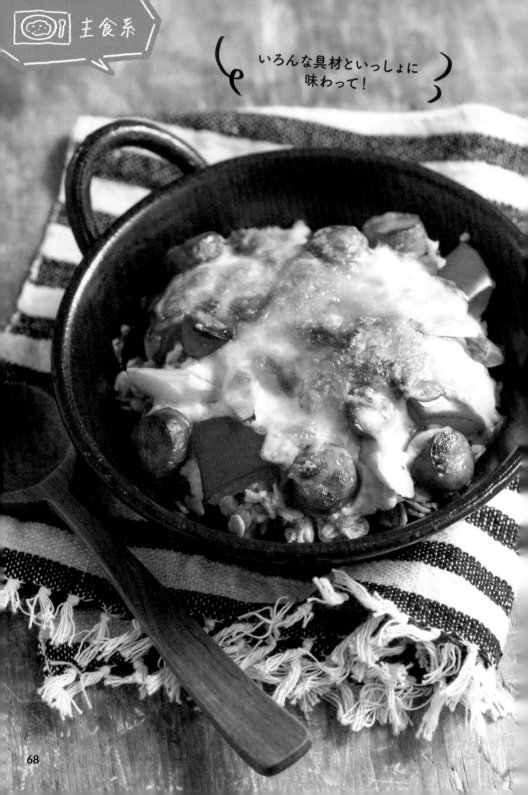

いろんな具材といっしょに
味わって!

豆腐をのせて
ボリューム感アップ！

| エネルギー | 糖質 | たんぱく質 | 食物繊維 |
|---|---|---|---|
| 419 kcal | 28.9 g | 19.6 g | 5.6 g |

# 豆腐クリームドリア

主食

## 材料（1人分）

オートミール（ロールドオーツ）‥‥‥‥40g
A┌ 水‥‥‥‥‥‥‥‥‥‥‥‥‥‥⅓カップ
 │ バター‥‥‥‥‥‥‥‥‥‥‥‥‥‥5g
 └ 塩‥‥‥‥‥‥‥‥‥‥‥‥‥‥‥少々
絹ごし豆腐‥‥‥‥‥‥‥‥⅓丁（100g）
B┌ 洋風スープの素（顆粒）‥‥‥小さじ¼
 └ 塩・こしょう‥‥‥‥‥‥‥‥各少々

ウインナーソーセージ‥‥‥‥‥1本（20g）
アスパラガス‥‥‥‥‥‥‥‥‥1本（20g）
赤パプリカ‥‥‥‥‥‥‥‥‥⅛個（20g）
ピザ用チーズ‥‥‥‥‥‥‥‥‥‥‥20g

## 作り方

1 耐熱ボウルにオートミール、Aを入れ、ラップはかけずに電子レンジで1分加熱する。

2 豆腐はペーパータオルに包んで耐熱皿に入れ、ラップはかけずに電子レンジで1分加熱し、水きりをする。別のボウルに移し、スプーンなどでなめらかになるまで混ぜ、Bを加えてさらに混ぜる。

3 ウインナーソーセージは1cm幅の輪切りにする。アスパラガスは1cm幅の斜め切りにし、パプリカは小さめの乱切りにする。

4 耐熱皿に1を入れ、2をかけ、3、ピザ用チーズをのせ、200℃のオーブントースターで5分焼く。

— 即やせ point

オートミールが栄養価の高い食材とはいえ、すべてをカバーしてくれるわけではありません。オートミールの栄養を効率よく吸収するためにも、肉や野菜などの組み合わせが重要です。

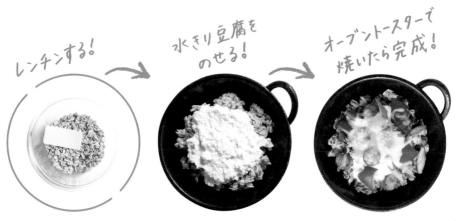

レンチンする！　水きり豆腐をのせる！　オーブントースターで焼いたら完成！

69

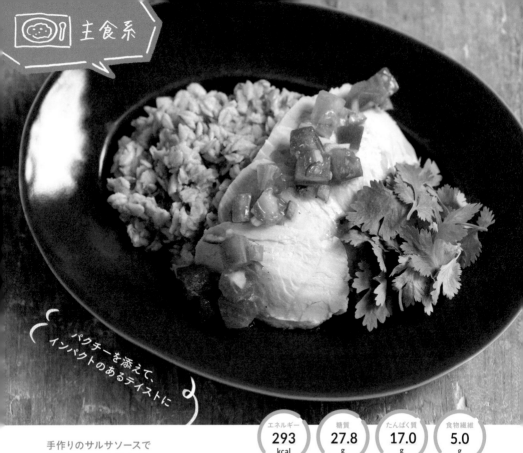

パクチーを添えて、
インパクトのあるテイストに

| エネルギー | 糖質 | たんぱく質 | 食物繊維 |
|---|---|---|---|
| **293** kcal | **27.8** g | **17.0** g | **5.0** g |

手作りのサルサソースで
簡単エスニック仕立てに

# チキンサルサ丼

## 材料（1人分）

オートミール（ロールドオーツ） ‥‥‥‥ 40g
水 ‥‥‥‥‥‥‥‥‥‥‥‥‥‥‥‥ ⅓カップ
サラダチキン ‥‥‥‥‥‥‥‥‥‥‥‥ 50g

A
- トマト ‥‥‥‥‥‥‥‥‥‥ ¼個（50g）
- ピーマン ‥‥‥‥‥‥‥‥‥ ½個（15g）
- オリーブ油 ‥‥‥‥‥‥‥‥‥‥ 小さじ2
- レモン汁 ‥‥‥‥‥‥‥‥‥‥‥ 小さじ1
- 塩 ‥‥‥‥‥‥‥‥‥‥‥‥‥‥ 小さじ¼
- こしょう・タバスコ ‥‥‥‥‥‥‥ 各少々

パクチー ‥‥‥‥‥‥‥‥‥‥‥‥‥ 適量

―――― 即やせ point

サラダチキンは高たんぱく食材として、いま
やコンビニでも定番の商品。味のバリエー
ションもあって◎。

## 作り方

**1** 耐熱ボウルにオートミール、水を
入れ、ラップはかけずに電子レン
ジで1分加熱する。

**2** サラダチキンは5mm厚さの斜め
そぎ切りにする。

**3** Aのトマトは1cm角に切り、ピーマ
ンは粗みじん切りにする。ボウル
にAをすべて入れて混ぜ合わせ、
サルサソースを作る。

**4** 器に1を盛り、2をのせ、3のサルサ
ソースをかけ、パクチーを添える。

レンチンする！

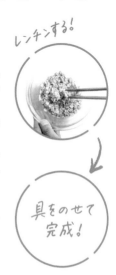

具をのせて
完成！

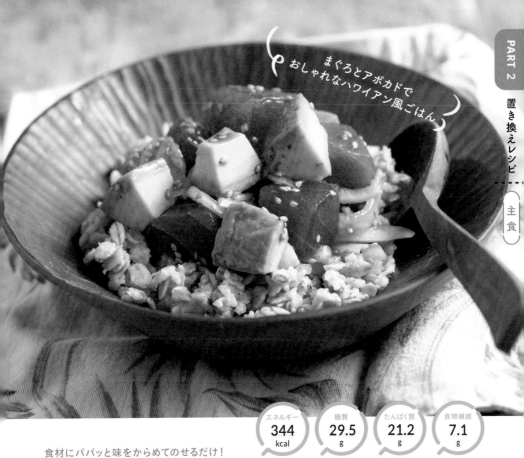

まぐろとアボカドで
おしゃれなハワイアン風ごはん

| エネルギー | 糖質 | たんぱく質 | 食物繊維 |
|---|---|---|---|
| **344** kcal | **29.5** g | **21.2** g | **7.1** g |

食材にパパッと味をからめてのせるだけ!

# アヒポキ丼

## 材料（1人分）

| | |
|---|---|
| オートミール（ロールドオーツ） | 40g |
| 水 | ⅓カップ |
| まぐろ | 50g |
| アボカド | ¼個（40g） |
| 玉ねぎ | ⅛個（25g） |
| A ┌ しょうゆ | 大さじ½ |
| │ 白いりごま | 小さじ1 |
| └ みりん・ごま油 | 各小さじ½ |

### 即やせ point

まぐろは代謝を上げるビタミンB群、コレステロールを下げるDHAやEPAが豊富なので、ダイエット向き。

## 作り方

1 耐熱ボウルにオートミール、水を入れ、ラップはかけずに電子レンジで1分加熱する。

2 まぐろは2cm角に切る。アボカドは一口大に切り、玉ねぎは薄切りにし、水に5分ほどさらす。

3 ボウルにAを混ぜ合わせ、2を加えてさっとからめる。

4 器に1を盛り、3をのせる。

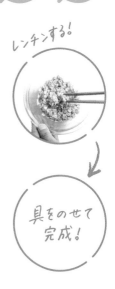

レンチンする!

具をのせて
完成!

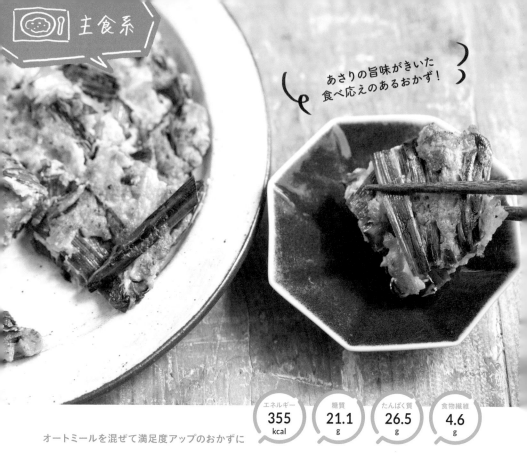

主食系

あさりの旨味がきいた
食べ応えのあるおかず!

| エネルギー | 糖質 | たんぱく質 | 食物繊維 |
|---|---|---|---|
| **355** kcal | **21.1** g | **26.5** g | **4.6** g |

オートミールを混ぜて満足度アップのおかずに

# チヂミ

## 材料（1人分）

| | |
|---|---|
| オートミール（インスタントオーツ） | 30g |
| 水 | 80ml |
| にら | ½袋（50g） |
| 卵 | 1個 |
| A あさり缶 | ½缶 |
| あさり缶の缶汁 | 大さじ1 |
| 塩 | 少々 |
| ごま油 | 小さじ2 |
| 酢・しょうゆ | 各適量 |

--- 即やせ point ---

あさりには鉄分が豊富です。ダイエット中
は貧血になりやすいので、予防するために
もぜひ取り入れて。

## 作り方

1 耐熱ボウルにオートミール、水を
入れ、ラップはかけずに電子レン
ジで1分加熱し、粗熱をとる。

2 にらは5cm長さに切る。

3 1に卵を割り入れ、Aを加えてよく
混ぜ、2を加えてさっと混ぜる。

4 フライパンに半量のごま油を中
火で熱し、3を流し入れて全体に
広げ、2〜3分焼く。焼き色がつい
たら裏返し、フライパンのふちか
ら残りのごま油を回し入れ、さら
に2〜3分焼く。

5 4を食べやすい大きさに切って器
に盛り、混ぜ合わせた酢、しょう
ゆを添える。

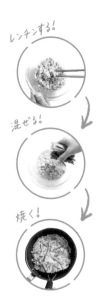

レンチンする!

混ぜる!

焼く!

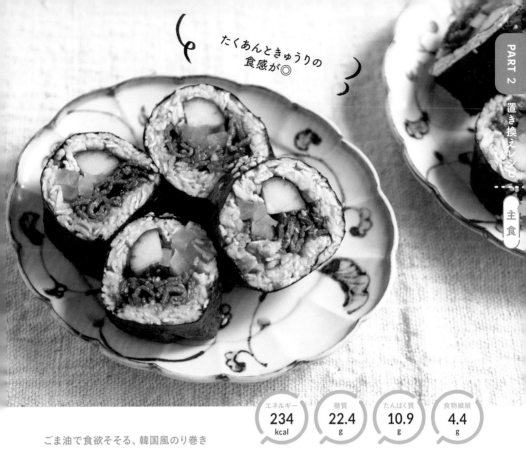

たくあんときゅうりの
食感が◎

| エネルギー | 糖質 | たんぱく質 | 食物繊維 |
|---|---|---|---|
| **234** kcal | **22.4** g | **10.9** g | **4.4** g |

ごま油で食欲そそる、韓国風のり巻き

# キンパ

材料（2人分）

| | |
|---|---|
| オートミール（ロールオーツ） | 60g |
| A [ 水 | ½カップ |
| 　 塩 | 少々 |
| 牛切り落とし肉 | 50g |
| たくあん | 20g |
| きゅうり | ¼本 |
| サラダ油 | 小さじ1 |
| B [ コチュジャン・しょうゆ・砂糖 | 各小さじ1 |
| 　 酒・白いりごま | 各小さじ½ |
| 焼きのり | 1枚 |
| ごま油・白いりごま | 各適量 |

―― 即やせ point ――

牛肉は低糖質・高たんぱくで、L-カルニチンという脂肪燃焼効果のあるアミノ酸も含むので、やせやすい体づくりにおすすめ。

作り方

1 耐熱ボウルにオートミール、Aを入れて混ぜ合わせ、ラップはかけずに電子レンジで1分加熱する。

2 牛肉は一口大に切る。たくあんは5mm角の細切りにし、きゅうりは棒状に切る。

3 フライパンにサラダ油を中火で熱し、牛肉を炒める。色が変わったらBを加えからめる。

4 焼きのりに1を広げ、3、たくあん、きゅうりをのせて巻く。表面にごま油を薄く塗り、白いりごまをふり、食べやすく切る。

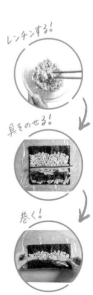

レンチンする!

具をのせる!

巻く!

73

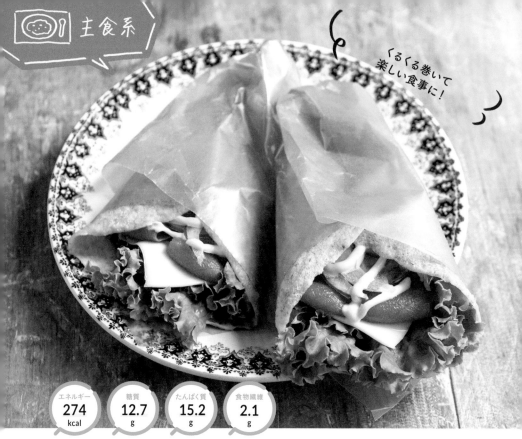

主食系

くるくる巻いて
楽しい食事に！

| エネルギー | 糖質 | たんぱく質 | 食物繊維 |
|---|---|---|---|
| **274** kcal | **12.7** g | **15.2** g | **2.1** g |

オートミールを使ったモチモチ生地

# サラダクレープ

## 材料（2人分）

オートミール（インスタントオーツ）‥‥ 30g
A ┌ 水 ‥‥‥‥‥‥‥‥‥‥‥ ½カップ
　└ 砂糖 ‥‥‥‥‥‥‥‥‥‥ 大さじ½
卵 ‥‥‥‥‥‥‥‥‥‥‥‥‥‥‥ 1個
グリーンカール ‥‥‥‥‥‥‥ 1枚(20g)
紫玉ねぎ ‥‥‥‥‥‥‥‥‥ ¼個(25g)
スライスチーズ ‥‥‥‥‥‥‥‥‥ 2枚
スモークサーモン ‥‥‥‥‥‥ 4枚(40g)
マヨネーズ ‥‥‥‥‥‥‥‥‥‥‥ 適量

─── 即やせ point ───

小麦粉をオートミールに置き換えて、野菜
がすすむ主食に。たんぱく質の豊富な具材
と組み合わせて。

## 作り方

1 耐熱ボウルにオートミール、Aを入れ、ラップはかけずに電子レンジで1分加熱する。粗熱がとれたら、卵を加えて混ぜる。

2 グリーンカールはちぎり、紫玉ねぎは薄切りにする。

3 耐熱皿にラップをピンと張り、1の半量を丸く広げる（直径18cm）。ラップはかけずに電子レンジで3分30秒加熱する。残りの1も同様に作る。

4 器に3を広げ、グリーンカール、スライスチーズ、スモークサーモン、紫玉ねぎをのせ、マヨネーズを絞り、くるっと包む。

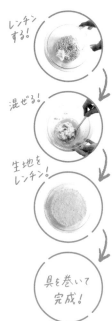

レンチンする！

混ぜる！

生地をレンチン！

具を巻いて完成！

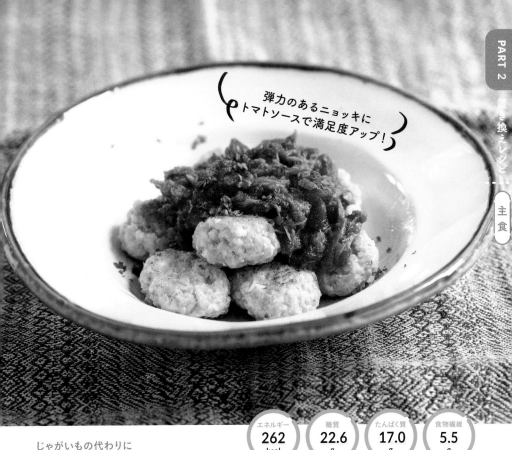

弾力のあるニョッキに
トマトソースで満足度アップ！

| エネルギー | 糖質 | たんぱく質 | 食物繊維 |
|---|---|---|---|
| **262** kcal | **22.6** g | **17.0** g | **5.5** g |

じゃがいもの代わりに
オートミールと豆腐で作る！

# 豆腐ニョッキ

材料（1人分）

オートミール（インスタントオーツ）‥‥ 30g
絹ごし豆腐‥‥‥‥‥‥‥‥‥ ⅓丁（100g）
塩‥‥‥‥‥‥‥‥‥‥‥‥‥‥‥‥ 少々
オリーブ油‥‥‥‥‥‥‥‥‥‥‥ 小さじ1

A
┌ ツナ水煮缶（汁ごと）‥‥‥‥‥ ½缶
│ カットトマト缶‥‥‥‥‥ ¼缶（100g）
│ 砂糖‥‥‥‥‥‥‥‥‥‥‥ 小さじ¼
└ 塩・こしょう‥‥‥‥‥‥‥‥ 各少々

パセリ（みじん切り）‥‥‥‥‥‥‥ 適量

—— 即やせ point ——

ニョッキの原料は、糖質の高いいもと小麦
粉。代わりにオートミールと豆腐を使って、
ヘルシー＆栄養価アップ！

作り方

1 ボウルに豆腐を入れ、スプーンな
どでなめらかになるまで混ぜ、
オートミール、塩を加えてさらに
混ぜる。ラップはかけずに電子レ
ンジで2分加熱する。粗熱がとれ
たら、8等分にして丸める。

2 フライパンにオリーブ油を中火で
熱し、1を焼く。2〜3分焼いたら
器に盛る。

3 2のフライパンにAを入れて中火
にかけ、3〜4分煮る。とろっとし
たら2にかけ、パセリをふる。

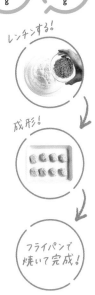

レンチンする！

成形！

フライパンで
焼いて完成！

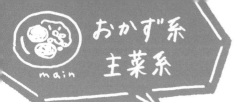
おかず系
主菜系

食物繊維が豊富なオートミールは、
満腹感を与えて食べ過ぎを防ぐので、
食事に取り入れていくのもおすすめです。

コロコロと一口サイズで
食べやすい

| エネルギー | 糖質 | たんぱく質 | 食物繊維 |
|---|---|---|---|
| **343** kcal | **17.1** g | **25.9** g | **2.7** g |

# ナゲット

## 材料（2人分）

| | |
|---|---|
| オートミール（インスタント）・・・・・・・・・・・・・・・・・・・・・・・・・・・・・・・・・・ | 40g |
| A ┌ 鶏ひき肉・・・・・・・・・・・・・・・・・・・・・・・・・・・・・・・・・・・・・・・・・・・・・・ | 200g |
| ├ 卵・・・・・・・・・・・・・・・・・・・・・・・・・・・・・・・・・・・・・・・・・・・・・・・・・・・・ | 1個 |
| ├ 粉チーズ・・・・・・・・・・・・・・・・・・・・・・・・・・・・・・・・・・・・・・・・・・・・・ | 大さじ1 |
| └ 塩・こしょう・・・・・・・・・・・・・・・・・・・・・・・・・・・・・・・・・・・・・・・・・・・ | 各少々 |
| 揚げ油・・・・・・・・・・・・・・・・・・・・・・・・・・・・・・・・・・・・・・・・・・・・・・・・・・・・・ | 適量 |
| トマトケチャップ・粒マスタード・クレソン・・・・・・・・・・・・・・・・・・・・ | 各適量 |

## 作り方

1 ボウルにAを入れてよく練り混ぜ、オートミール
を加えてさらに混ぜる。10等分にして小判形に
成形する。

2 フライパンに揚げ油を1cm深さに入れて中火で
熱し、1を入れて揚げ焼きにする。焼き色がつい
たら裏返し、さらに2〜3分加熱し、火が通った
ら油をきる。

3 器に2を盛り、トマトケチャップ、粒マスタード、ク
レソンを添える。

─ 即やせ point

鶏ひき肉だけでも高たんぱく
なので、ダイエット向きでは
ありますが、オートミールを
加えることで食物繊維もとれ
て◎。腸内環境がととのっ
て、やせやすい体に！

練り混ぜる！ → ワンパン！ →

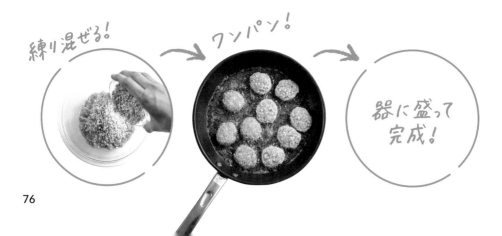

器に盛って
完成！

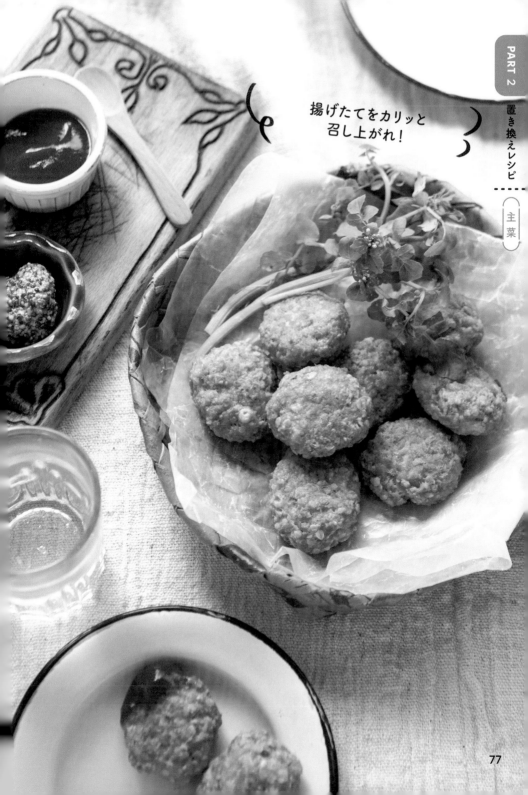

揚げたてをカリッと
召し上がれ！

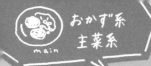
豆腐にあんがからんで美味。
定番の中華風おかず

主菜

パラパラっと
オートミールを加えて
栄養バランスアップ！

| エネルギー | 糖質 | たんぱく質 | 食物繊維 |
|---|---|---|---|
| **297** kcal | **12.3** g | **20.7** g | **3.8** g |

# 麻婆豆腐

## 材料（2人分）

オートミール（ロールドオーツ）‥‥‥20g
木綿豆腐‥‥‥‥‥‥‥‥‥‥1丁（300g）
にら‥‥‥‥‥‥‥‥‥‥‥½袋（50g）
にんにく・しょうが‥‥‥‥‥‥各1かけ
ごま油‥‥‥‥‥‥‥‥‥‥‥大さじ½
豆板醤‥‥‥‥‥‥‥‥‥‥‥小さじ½
豚ひき肉‥‥‥‥‥‥‥‥‥‥‥‥80g

**A**
水‥‥‥‥‥‥‥‥‥‥‥‥‥¾カップ
オイスターソース・酒‥‥‥各大さじ1
しょうゆ‥‥‥‥‥‥‥‥‥大さじ½
砂糖‥‥‥‥‥‥‥‥‥‥‥小さじ½

**B**
水‥‥‥‥‥‥‥‥‥‥‥‥‥小さじ2
片栗粉‥‥‥‥‥‥‥‥‥‥‥小さじ1

## 作り方

1 豆腐はペーパータオルに包んで耐熱皿に入れ、ラップはかけずに電子レンジで1分加熱し、水きりをしたら食べやすい大きさに切る。にらは5cm長さに切り、にんにく、しょうがはみじん切りにする。

2 フライパンにごま油、にんにく、しょうが、豆板醤を弱火で熱し、香りが出たら中火にして豚ひき肉を入れる。色が変わったら**A**、1の水きり豆腐を加え、蓋をして弱火で5〜6分煮る。オートミール、にらを加えて3分ほど煮て、混ぜ合わせた**B**を加えてとろみをつける。

--- 即やせ point ---

豆腐や豚肉など、高たんぱくな食材は、炭水化物と比べてゆっくりと分解するので、満腹感が持続しやすいです。そこにオートミールの豊富な食物繊維を組み合わせれば、より効果的。

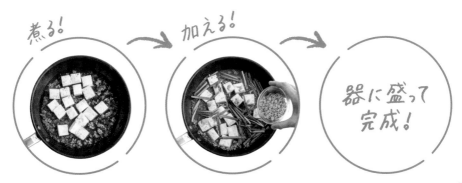

煮る！ → 加える！ → 器に盛って完成！

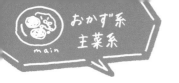
食べ応えのある肉料理
にもオートミールをオン！

| エネルギー | 糖質 | たんぱく質 | 食物繊維 |
|---|---|---|---|
| **487** kcal | **24.7** g | **27.7** g | **3.4** g |

# オートミールしょうが焼き

## 材料（1人分）

オートミール（ロールドオーツ）‥‥‥‥20g
玉ねぎ‥‥‥‥‥‥‥‥‥‥‥‥‥¼個（50g）
豚ロース肉（しょうが焼き用）‥‥‥‥‥3枚
サラダ油‥‥‥‥‥‥‥‥‥‥‥‥‥小さじ1

A ┌ 水‥‥‥‥‥‥‥‥‥‥‥‥‥‥大さじ1
　│ しょうゆ・酒・みりん‥‥‥‥各小さじ2
　│ 砂糖‥‥‥‥‥‥‥‥‥‥‥‥小さじ½
　└ おろししょうが‥‥‥‥‥‥‥1かけ分
グリーンカール‥‥‥‥‥‥‥‥‥‥‥適量

## 作り方

1 豚肉は筋切りをする。玉ねぎは薄切りにし、Aは
　混ぜ合わせておく。

2 フライパンにサラダ油を中火で熱し、豚肉を焼
　く。焼き色がついたら裏返して端に寄せる。玉ね
　ぎを加え炒め、しんなりしたらオートミールを加
　え、Aを回し入れさっとからめる。

3 器に2を盛り、グリーンカールを添える。

*—— 即やせ point*

オートミールは、ビタミン類
を働かせるために欠かせな
いミネラルが豊富。肉や野菜
でとった栄養を、体内で効率
よく活用できるよう、一翼を
担ってくれます。

ワンパン！

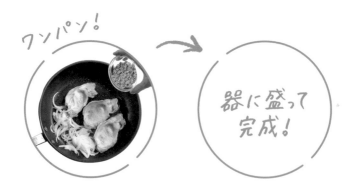

器に盛って
完成！

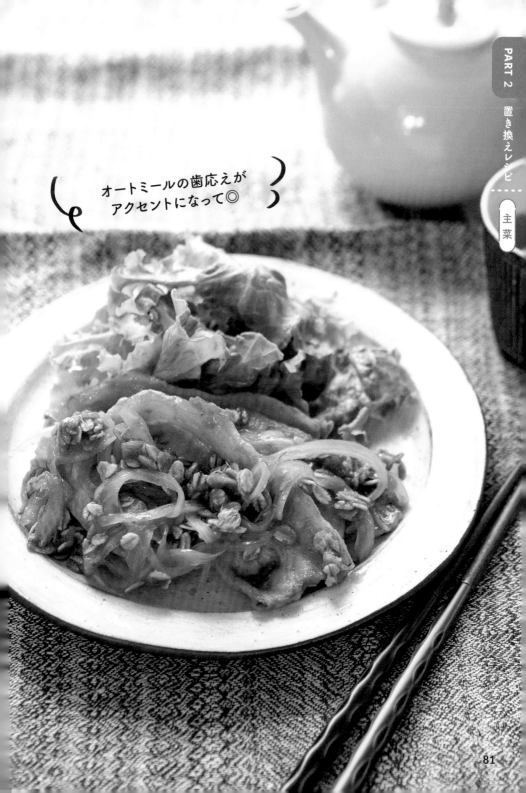

オートミールの歯応えが
アクセントになって◎

梅と大根おろしで
さっぱりといただく！

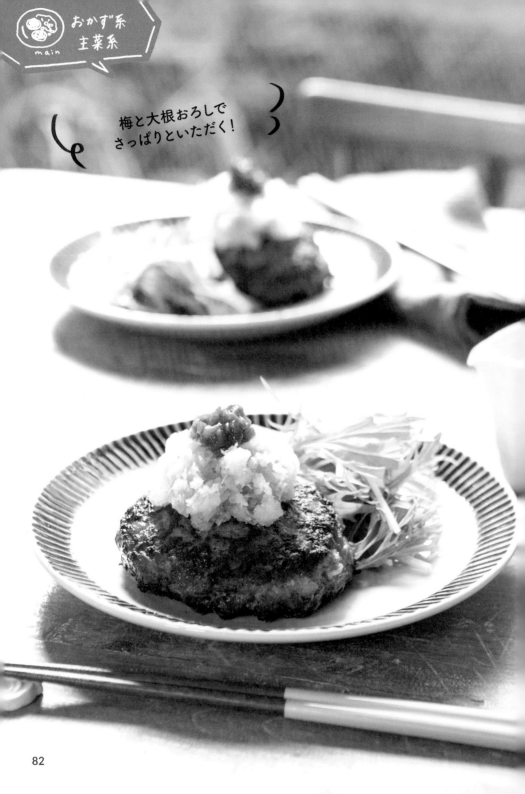

肉だねにオートミールを
混ぜるだけだから
取り入れやすい！

| エネルギー | 糖質 | たんぱく質 | 食物繊維 |
|---|---|---|---|
| 360 kcal | 17.8 g | 20.5 g | 6.7 g |

# 梅おろしポン酢ハンバーグ

## 材料（2人分）

オートミール（ロールドオーツ）‥‥‥‥40g
水‥‥‥‥‥‥‥‥‥‥‥‥‥‥‥¼カップ
玉ねぎ‥‥‥‥‥‥‥‥‥‥‥¼個（50g）
大根おろし‥‥‥‥‥‥‥‥‥‥‥‥150g
梅干し‥‥‥‥‥‥‥‥‥‥‥½個（6g）
水菜‥‥‥‥‥‥‥‥‥‥‥‥‥‥‥適量

合びき肉‥‥‥‥‥‥‥‥‥‥‥‥‥150g
A ┌ 塩‥‥‥‥‥‥‥‥‥‥‥‥小さじ¼
　└ こしょう・ナツメグ‥‥‥‥‥各少々
卵‥‥‥‥‥‥‥‥‥‥‥‥‥‥‥‥I個
サラダ油‥‥‥‥‥‥‥‥‥‥‥大さじ½
ポン酢しょうゆ‥‥‥‥‥‥‥‥‥‥適量

## 作り方

1　耐熱ボウルにオートミール、水を入れ、ラップを
　して電子レンジで1分加熱し、粗熱をとる。

2　玉ねぎはみじん切りにし、大根おろしは水けを
　絞る。梅干しは種を取り除いてたたき、水菜は
　5cm長さに切る。

3　ボウルに合びき肉、Aを入れてよく練り混ぜる。
　1、玉ねぎを加え、卵を割り入れてさらによく混
　ぜる。2等分にして小判形に成形する。

4　フライパンにサラダ油を中火で熱し、3を2〜3
　分焼く。焼き色がついたら裏返し、蓋をして弱
　火で3〜4分蒸し焼きにする。

5　器に4を盛り、大根おろし、梅干しをのせ、水菜
　を添え、ポン酢しょうゆをかける。

— 即やせ point —

つなぎをパン粉の代わりに
オートミールに置き換えて
ふっくらジューシーな仕上が
りに。食物繊維と栄養素が
アップして糖質もオフ！トッピ
ングの大根おろしにも整腸
作用があって◎。

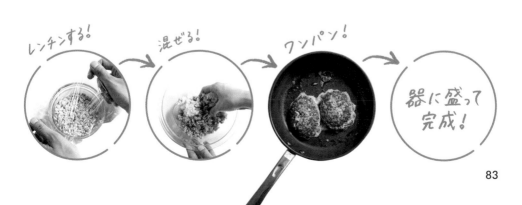

レンチンする！　混ぜる！　ワンパン！　器に盛って完成！

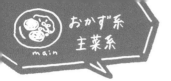

おかず系
主菜系

低糖質な食材を
組み合わせて、
がっつり食べたいときに

| エネルギー | 糖質 | たんぱく質 | 食物繊維 |
|---|---|---|---|
| **262** kcal | **12.7** g | **26.2** g | **3.7** g |

# 鮭とズッキーニの オートミール焼き

## 材料（1人分）

オートミール（インスタントオーツ）····15g

A
- にんにく（みじん切り）·····½かけ分
- パセリ（みじん切り）······小さじ2
- オリーブ油·············大さじ½
- 塩・粗びき黒こしょう·······各少々

鮭··························1切れ
塩・こしょう·················各少々
ズッキーニ··············½本（80g）
ミニトマト··············3個（30g）

## 作り方

1 ボウルにオートミール、**A**を入れ、混ぜ合わせる。

2 鮭は8等分のそぎ切りにし、塩、こしょうをふる。ズッキーニは1cm厚さの輪切りにし、ミニトマトはヘタを取り、半分に切る。

3 耐熱皿に鮭、ズッキーニ、ミニトマトを並べ、1をかけ、200℃のオーブントースターで7〜8分焼く。焦げそうなときはアルミホイルをかぶせる。

— 即やせ point

鮭の赤い色素成分であるアスタキサンチンは、筋肉の疲労回復や、脂肪をエネルギーに変えやすくする効果があり、ダイエットに適した食材として注目されています。

混ぜる！ かける！ オーブントースターで焼いたら完成！

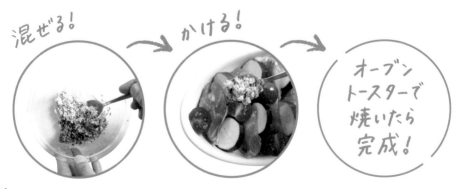

オートミールでザクザクとした
衣がおいしい！

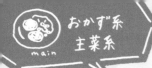
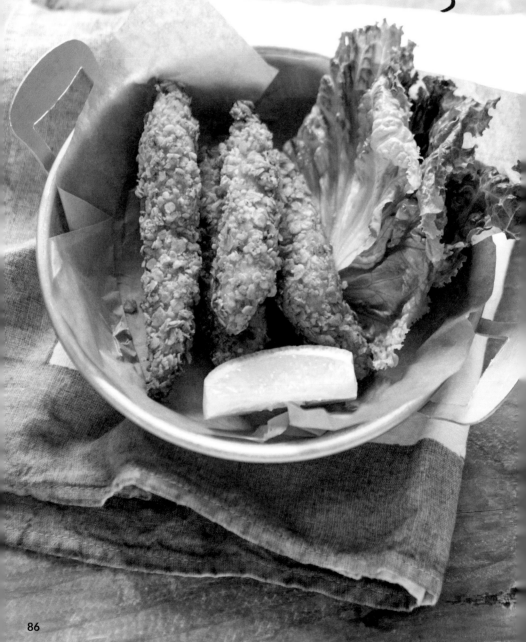

スナック感覚で
サクサクおいしい！

いつもの衣をオート
ミールに置き換えて！
少量の油で揚げ焼きに

| エネルギー | 糖質 | たんぱく質 | 食物繊維 |
|---|---|---|---|
| **450** kcal | **12.5** g | **31.7** g | **2.5** g |

主菜

# スティックチキンカツ

## 材料（1人分）

オートミール（インスタントオーツ）・・・・20g
鶏ささみ ・・・・・・・・・・・・・・・・2本（100g）
塩・こしょう ・・・・・・・・・・・・・・・各少々
粉チーズ ・・・・・・・・・・・・・・・・大さじ½

溶き卵 ・・・・・・・・・・・・・・・・・・大さじ2
揚げ油 ・・・・・・・・・・・・・・・・・・・・適量
サニーレタス ・・・・・・・・・・・・・・・・・適量
レモン（くし形切り）・・・・・・・・・・・・1切れ

## 作り方

1 鶏ささみは縦半分に切り、塩、こしょうをまぶ
  す。バットにオートミール、粉チーズを入れ、混
  ぜ合わせておく。

2 鶏ささみに溶き卵をからめ、1のバットに入れて
  オートミールをまぶす。

3 フライパンに揚げ油を1cm深さに入れて中火で
  熱し、2を入れる。転がしながら3分ほど揚げ焼
  きにし、火が通ったら油をきる。

4 器に3を盛り、サニーレタス、レモンを添える。

―― 即やせ point ――

高たんぱくな鶏ささみは、淡
泊な味わいなので、アレンジ
の幅を広げやすいです。オー
トミールの衣で、サクサクの
歯応えに仕上げて、揚げ物
なのにダイエットに適したお
かずに！

まぶす！　→　揚げる！　→

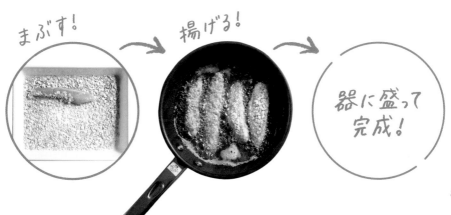

器に盛って
完成！

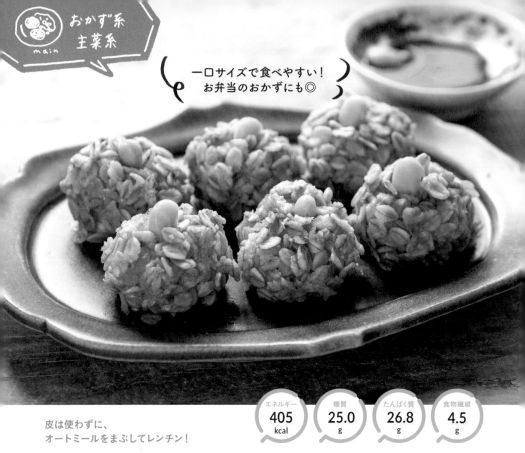

おかず系
主菜系
main

一口サイズで食べやすい！
お弁当のおかずにも◎

| エネルギー | 糖質 | たんぱく質 | 食物繊維 |
|---|---|---|---|
| 405 kcal | 25.0 g | 26.8 g | 4.5 g |

皮は使わずに、
オートミールをまぶしてレンチン！

# オートミールシューマイ

## 材料（1人分）

オートミール（ロールドオーツ）‥‥‥‥ 30g
水 ‥‥‥‥‥‥‥‥‥‥‥‥‥‥‥‥‥‥ 大さじ1
木綿豆腐 ‥‥‥‥‥‥‥‥‥‥‥‥ ⅙丁(50g)
豚ひき肉 ‥‥‥‥‥‥‥‥‥‥‥‥‥‥ 100g
A ┌ 酒・片栗粉 ‥‥‥‥‥‥‥‥‥ 各小さじ1
  │ 塩・こしょう ‥‥‥‥‥‥‥‥‥‥ 各少々
  └ おろししょうが ‥‥‥‥‥‥‥‥ 小さじ½
玉ねぎ（みじん切り） ‥‥‥‥‥ ⅙個分(30g)
枝豆 ‥‥‥‥‥‥‥‥‥‥‥‥‥‥‥‥ 6粒
しょうゆ・からし ‥‥‥‥‥‥‥‥‥‥ 各適量

─── 即やせ point ───

シューマイの皮に包むのではなく、オートミールをまぶして栄養価アップ！糖質オフにもつながります。

## 作り方

1 小さめの器にオートミール、水を入れ、混ぜる。

2 豆腐はペーパータオルに包んで耐熱皿に入れ、ラップはかけずに電子レンジで1分加熱し、水きりをする。別のボウルに移してつぶし、ひき肉、Aを加えてしっかり練り混ぜ、玉ねぎを加えてさっと混ぜる。6等分にして丸め、1をまぶし、真ん中に枝豆を押し込む。

3 耐熱皿に2を入れ、濡らしたペーパータオルをかぶせ、ラップをして電子レンジで2分加熱する。

4 器に3を盛り、しょうゆ、からしを添える。

まぶす！

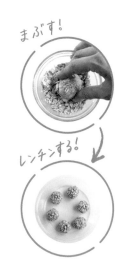

レンチンする！

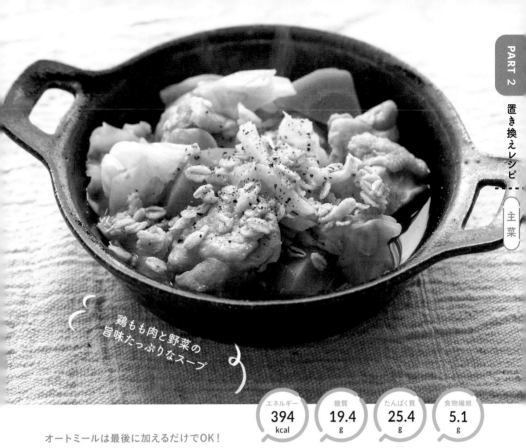

鶏もも肉と野菜の
旨味たっぷりなスープ

| エネルギー | 糖質 | たんぱく質 | 食物繊維 |
|---|---|---|---|
| **394**<br>kcal | **19.4**<br>g | **25.4**<br>g | **5.1**<br>g |

オートミールは最後に加えるだけでOK！

# 鶏肉とキャベツの塩にんにく煮

## 材料（2人分）

| | |
|---|---|
| オートミール（ロールドオーツ） | 40g |
| 鶏もも肉 | 1枚（250g） |
| 塩 | 小さじ¼ |
| こしょう | 少々 |
| キャベツ | 200g |
| にんじん | ½本（80g） |
| にんにく | 1かけ |
| オリーブ油 | 大さじ½ |

| A | 水 | 1カップ |
|---|---|---|
| | 白ワイン | 大さじ2 |
| | 塩 | 小さじ⅓ |
| | こしょう | 少々 |

—— 即やせ point ——

鶏肉は高たんぱく、低糖質な食材ですが、
脂身や皮を取り除くことでさらにヘルシー
に。

## 作り方

1　鶏肉は脂身を取り除き、6等分に
して塩、こしょうをまぶす。キャベ
ツは4〜5cm角に切り、にんじん
は乱切りにする。にんにくはつぶ
す。

2　鍋にオリーブ油を中火で熱し、鶏
肉、にんにくを焼く。焼き色がつい
たらA、にんじん、キャベツを加
え、蓋をして弱火で15分ほど煮
る。オートミールを加え、さらに2
〜3分煮たら、味をみて塩、こしょ
う（各分量外）で味をととのえる。

煮る！

加える！

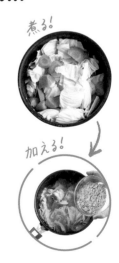

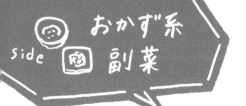
いつものサイドメニューにオートミールをプラス！
食感が加わり噛み応えがアップします。味わいも
大きく変わらないので、試しやすいレシピです。

一口大に切った食材を
さっぱりとした
ドレッシングで和えて！

| エネルギー | 糖質 | たんぱく質 | 食物繊維 |
|---|---|---|---|
| 329 kcal | 18.6 g | 13.3 g | 3.5 g |

# チョップドサラダ

## 材料（1人分）

オートミール（ロールドオーツ） ······ 20g
水 ····························· 大さじ2
レタス ··························· 2枚
ミニトマト ···················· 3個（30g）
黄パプリカ ···················· ⅙個（25g）
プロセスチーズ ·················· 20g

サラダチキン ···················· 30g
きゅうり ···················· ¼本（25g）
A ┌ オリーブ油 ·············· 大さじ1
　├ 酢・粒マスタード ······· 各小さじ2
　└ 塩・こしょう ·············· 各少々

## 作り方

1 耐熱ボウルにオートミール、水を入れ、ラップは
　かけずに電子レンジで30秒加熱する。

2 レタスは1.5cm角に切り、ミニトマトは8等分に
　する。黄パプリカ、プロセスチーズ、サラダチキ
　ンは1cm角に切り、きゅうりは縦4等分にして
　1cm幅に切る。

3 ボウルにAを混ぜ合わせ、1、2を加えて和える。

── 即やせ point ──

ダイエットだからといって野
菜だけの食事は厳禁。たん
ぱく質の豊富なサラダチキン
や、ビタミンを補ってくれる
オートミールを加えて、食べ
応えも栄養もあるサラダにア
レンジ！

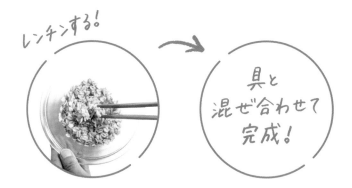

レンチンする！

具と混ぜ合わせて完成！

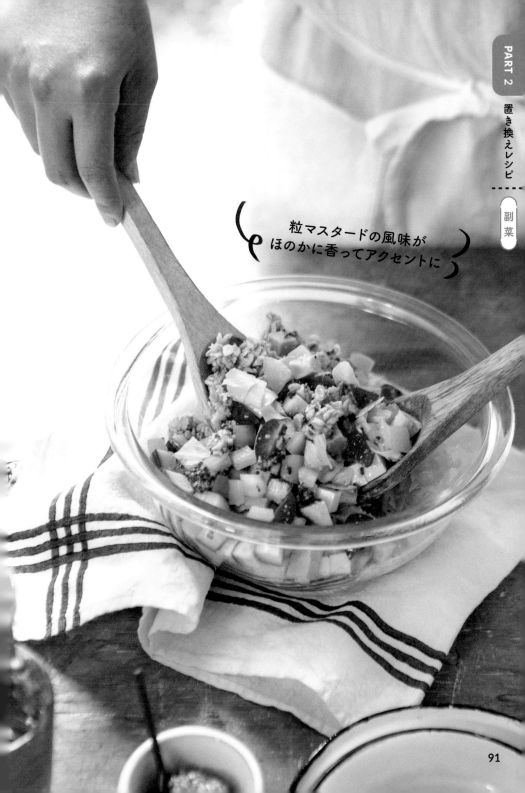

粒マスタードの風味が
ほのかに香ってアクセントに

間にのりを挟んで
香ばしい卵焼きに！

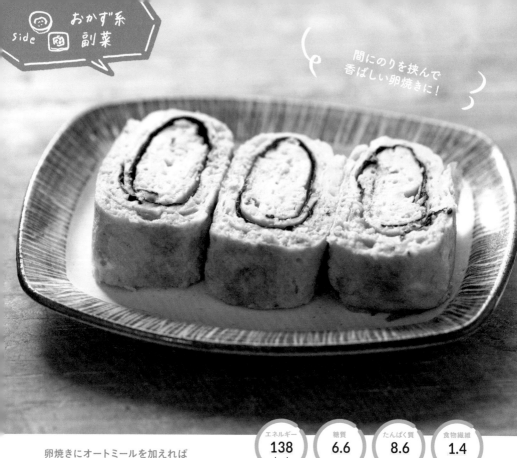

| エネルギー | 糖質 | たんぱく質 | 食物繊維 |
|---|---|---|---|
| 138 kcal | 6.6 g | 8.6 g | 1.4 g |

卵焼きにオートミールを加えれば
手軽に栄養価アップ！

# 卵焼き

## 材料（2人分）

オートミール（インスタントオーツ）‥‥ 20g
水‥‥‥‥‥‥‥‥‥‥‥‥‥‥‥ 大さじ2
卵‥‥‥‥‥‥‥‥‥‥‥‥‥‥‥‥ 2個
A [ だし汁‥‥‥‥‥‥‥‥‥‥ 大さじ2
　　しょうゆ‥‥‥‥‥‥‥‥‥ 小さじ½
　　砂糖‥‥‥‥‥‥‥‥‥‥‥ 小さじ¼
　　塩‥‥‥‥‥‥‥‥‥‥‥ ひとつまみ
サラダ油‥‥‥‥‥‥‥‥‥‥‥‥‥ 適量
焼きのり‥‥‥‥‥‥‥‥‥‥‥‥‥ ½枚

―――― 即やせ point ――――

いつものおかずにオートミールを加えれ
ば、食物繊維や鉄など不足した栄養のバ
ランスを簡単にととのえられて◎。

## 作り方

1 耐熱ボウルにオートミール、水を
入れ、ラップはかけずに電子レン
ジで30秒加熱する。

2 ボウルに卵を溶きほぐし、Aを加
えてよく混ぜ、1を加えてさらに混
ぜる。

3 卵焼き器にサラダ油をなじませ、
2を⅓量流し入れ、くるくると巻
く。再度サラダ油をなじませ、2を
半量流し入れ、焼きのりをのせて
くるくると巻く。残りも同様にして
巻く。

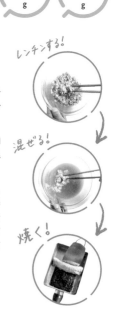

レンチンする！

混ぜる！

焼く！

| エネルギー | 糖質 | たんぱく質 | 食物繊維 |
|---|---|---|---|
| **130**<br>kcal | **8.2**<br>g | **5.8**<br>g | **3.7**<br>g |

オートミールは少量でも満腹感を
サポートしてくれる！

# かにかまとブロッコリーのナムル

### 材料（1人分）

オートミール（ロールドオーツ）・・・・・・・10g
水・・・・・・・・・・・・・・・・・・・・・・・・・大さじ1
ブロッコリー・・・・・・・・・・・・・・¼個（60g）
かに風味かまぼこ・・・・・・・・・・・・・・・1本
A ┌ 白すりごま・ごま油・・・・・・各小さじ1
　├ 塩・・・・・・・・・・・・・・・・・・ひとつまみ
　└ おろしにんにく・・・・・・・・・・・・・少々

---- 即やせ point ----

ブロッコリーに含まれるビタミンCは水溶
性で、ゆでると流れ出てしまうのでレンチン
加熱が断然おすすめ！

### 作り方

1 耐熱ボウルにオートミール、水を
入れ、ラップはかけずに電子レン
ジで20秒加熱する。

2 ブロッコリーは小房に分け、塩ゆ
でをする。かに風味かまぼこはほ
ぐす。

3 ボウルにAを混ぜ合わせ、1、2を
加えて和える。

レンチンする！

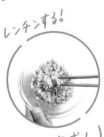

和えたら完成！

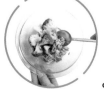

93

赤唐辛子の辛みが
食欲そそる刺激に！

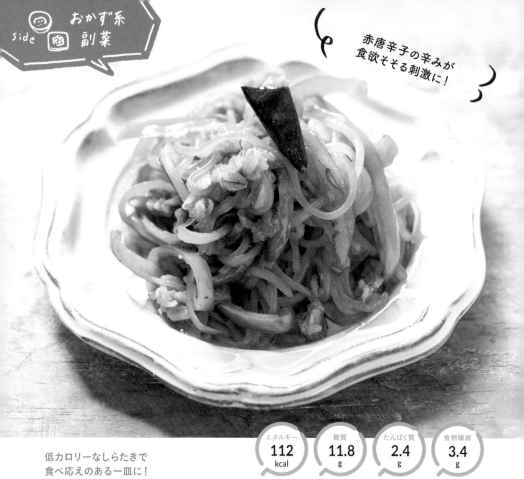

| エネルギー | 糖質 | たんぱく質 | 食物繊維 |
|---|---|---|---|
| 112 kcal | 11.8 g | 2.4 g | 3.4 g |

低カロリーなしらたきで
食べ応えのある一皿に！

# ピーマンとオートミールのきんぴら

## 材料（1人分）

オートミール（ロールドオーツ）‥‥‥ 10g
水‥‥‥‥‥‥‥‥‥‥‥‥‥‥‥ 大さじ1
ピーマン‥‥‥‥‥‥‥‥‥‥ 1個（30g）
しらたき‥‥‥‥‥‥‥‥‥‥‥‥‥ 60g
ごま油‥‥‥‥‥‥‥‥‥‥‥‥‥ 小さじ1
赤唐辛子‥‥‥‥‥‥‥‥‥‥‥‥‥ ½本
A ┌ しょうゆ‥‥‥‥‥‥‥‥‥ 大さじ½
　├ みりん‥‥‥‥‥‥‥‥‥‥ 小さじ1
　└ 砂糖‥‥‥‥‥‥‥‥‥‥‥ 小さじ½

即やせ point

しらたきは低カロリーで食物繊維を含む
ので、満腹感を得やすく、食べ過ぎ防止に
もつながるダイエット向きの食材です。

## 作り方

1 耐熱ボウルにオートミール、水を
入れ、ラップはかけずに電子レン
ジで30秒加熱する。

2 ピーマンは5mm幅の細切りにし、
しらたきは1分ほど下ゆでし、食
べやすい長さに切る。

3 フライパンにごま油を中火で熱
し、2、赤唐辛子を炒める。しんな
りしたら1、Aを加えさっとからめ
る。

レンチンする！

炒めて完成！

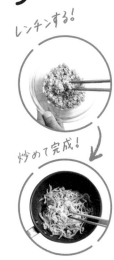

クセの少ない
カッテージチーズをからめて！

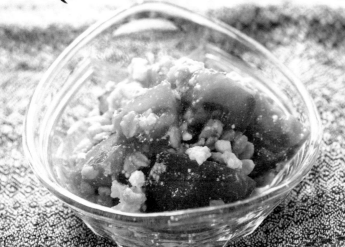

| エネルギー | 糖質 | たんぱく質 | 食物繊維 |
|---|---|---|---|
| 148 kcal | 10.4 g | 4.1 g | 2.0 g |

あと一品ほしいときに！
トマトとさっと和えるだけで完成

# トマトとオートミールのカッテージマリネ

## 材料（1人分）

オートミール（ロールドオーツ）‥‥‥ 10g
水‥‥‥‥‥‥‥‥‥‥‥‥‥‥ 大さじ1
トマト‥‥‥‥‥‥‥‥‥‥ ½個（100g）
A ┌ オリーブ油‥‥‥‥‥‥‥‥ 小さじ2
  │ 酢‥‥‥‥‥‥‥‥‥‥‥‥ 小さじ1
  └ 塩・こしょう‥‥‥‥‥‥‥‥ 各少々
カッテージチーズ‥‥‥‥‥‥‥ 大さじ1

― 即やせ point ―

クセの少ないフレッシュチーズのひとつで
あるカッテージチーズは、チーズのなかで
もたんぱく質が豊富です。

## 作り方

1 耐熱ボウルにオートミール、水を
入れ、ラップはかけずに電子レン
ジで20秒加熱する。

2 トマトは一口大に切る。

3 ボウルにAを混ぜ合わせ、1、2、
カッテージチーズを加えて和え
る。

レンチンする！

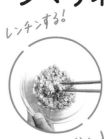

和えたら完成！

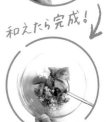

# オートミール Q&A

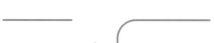

オートミールって一体どんな食べ物?といった素朴な疑問は
今のうちに解消して、ダイエットを始めましょう。

## Q オートミールともち麦、押し麦、ライ麦の違いはなんですか?

**A 同じ麦製品ですが、種類が違います**

オートミールを含め、これらの製品は、すべて麦からできています。違いといえば、もち麦はもち性の大麦を、押し麦はうるち性の大麦を加工したもので、オートミールはオーツ麦（エン麦）を食べやすく加工したもの。それぞれ食物繊維を多く含みますが、鉄分に関しては、オートミールが豊富です。

## Q オートミールの摂取量は1日に何gぐらいなど決まっていますか?

**A 1日の食物繊維の摂取目標量を目安に**

オートミールは、主食として食べる場合、1日100gぐらいが理想的。女性の食物繊維の1日あたりの目標摂取量は、18g以上ですが、オートミール100gで約10gぐらいの食物繊維をとることができます。野菜などといっしょに食べることを考えれば、このぐらいがベストな分量です。

##  オートミールは、グルテンフリーにも効果はありますか?

**A グルテンは少ないものの、完全ではない**

オートミールといえば、グルテンフリーと思っていませんか?オーツ麦は、グルテンの含有量が少ないので、ほぼグルテンフリーと捉えられがちですが、完全ではないので、アレルギーを持っている人は注意が必要です。購入するときは、グルテンフリーの表示の有無をチェックしましょう。

##  オートミールは非加熱で食べられますか?加熱しないと消化が悪くなりますか?

**A 基本は加熱しますが、種類によっては◎**

オートミールには複数のタイプがありますが、ロールドオーツやクイックオーツは、加熱するのが基本。ロールドオーツを細かくしてさらに加熱し、乾燥させたインスタントオーツなら、消化しやすくなっているので、牛乳や豆乳、ヨーグルトをかけてそのまま食べるのに最適です。

# 3

これで
ランチも
完璧！

# オートミールで
# 大満足の

お弁当レシピ

オートミールダイエットを始めたけど、ランチはどうしたらいい？
というのが、学生やOLさんの悩み。
スープジャー、おにぎり、サンドイッチなど、
お弁当におすすめのレシピが盛りだくさんです。

ランチにも活用できる♪

# オートミールで
# ラクラクお弁当生活

オートミール生活を始めてみたけれど、会社勤めの場合、ランチはどうする?
そんな悩みをスパッと解消するような、お弁当レシピをご紹介します。

## スープジャー弁当や
## おにぎり、
## パンにも大活躍!

オートミールは、自宅にいるときは、すぐに食べられて便利な食材ですが、通勤、通学するときは、ランチに持っていけないのが悩みの種だったのでは? おすすめなのが、スープジャー弁当。スープを煮立てたところにオートミールを入れ、スープジャーに入れれば、食べる頃にはちょうどよい食感に。それ以外にも、おにぎりの代わりにしたり、蒸しパンも簡単にできるので、具を挟んでサンドイッチにするなどして、手軽にお弁当にオートミールを取り入れることができます。すぐにできるから、今日から早速取り入れてみて。

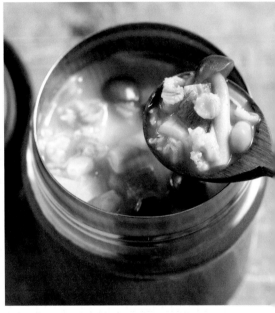

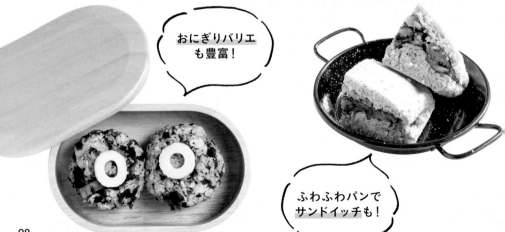

おにぎりバリエ
も豊富!

ふわふわパンで
サンドイッチも!

# オートミールパンを作ってみよう！

- - - - - - - - - - - - - - - - - - - - - - - - - - - - - - - - - - - - - - - - - - - - - - - - - - - -

材料（2人分）

オートミール（インスタントオーツ）‥‥‥ 60g　　牛乳‥‥‥‥‥‥‥‥‥‥‥‥ 大さじ4（60ml）
A ┌ 砂糖・ベーキングパウダー‥ 各小さじ1　　卵‥‥‥‥‥‥‥‥‥‥‥‥‥‥‥‥‥‥ 1個
プレーンヨーグルト（無糖）‥‥‥‥‥ 60g

その都度
混ぜるのが
コツ！

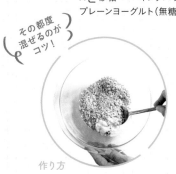 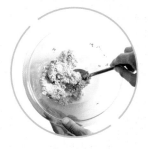 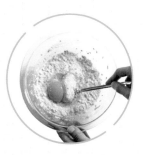

作り方

**1** ボウルにオートミール、Aを入れ、スプーンなどでさっと混ぜる。

**2** ヨーグルトを加え、さらに混ぜる。

**3** 牛乳を加えて混ぜ、卵を加えさらによく混ぜる。

この状態
になるのが
目安！

くっつき
防止！

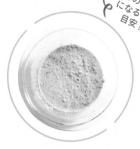 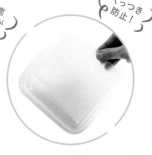 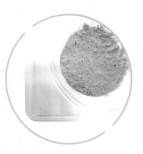

**4** 5分ほどおき、水分をしっかり吸わせる。

**5** 耐熱のコンテナ底面にオーブンシートを敷く。

**6** 生地を5のコンテナに流し入れる。

できあがり！

粗熱は
しっかり
とって！

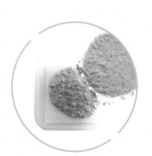 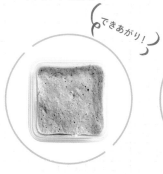 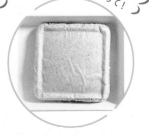

**7** ラップをかけずに電子レンジで2分30秒加熱する。

**8** 加熱後、電子レンジから取り出す。

**9** コンテナから取り出し、バットなどにのせて粗熱をとる。

*サンドイッチを作るときは、厚みを半分に切りますが、難しいときは、分量を半分にして2枚分加熱して作ってもOKです。

スープだけじゃ物足りない…そんなランチも、
オートミールを加えれば満腹感を得やすくなります。
鍋ひとつで作れるのもうれしいポイントです。

ひとすくいでいろんな
具材を楽しめる
具だくさんスープ

| エネルギー | 糖質 | たんぱく質 | 食物繊維 |
|---|---|---|---|
| 139 kcal | 12.6 g | 5.2 g | 2.9 g |

# ミネストローネ

## 材料（1人分）

オートミール（ロールドオーツ）‥‥‥‥‥‥‥‥‥‥‥‥‥‥‥‥ 大さじ2
ウインナーソーセージ ‥‥‥‥‥‥‥‥‥‥‥‥‥‥‥‥‥‥‥‥ 1本（20g）
さやいんげん ‥‥‥‥‥‥‥‥‥‥‥‥‥‥‥‥‥‥‥‥‥‥‥ 3本（24g）
黄パプリカ ‥‥‥‥‥‥‥‥‥‥‥‥‥‥‥‥‥‥‥‥‥‥‥ ¼個（40g）
セロリ ‥‥‥‥‥‥‥‥‥‥‥‥‥‥‥‥‥‥‥‥‥‥‥‥‥ ¼本（25g）

A ┌ 水 ‥‥‥‥‥‥‥‥‥‥‥‥‥‥‥‥‥‥‥‥‥‥‥‥‥ ¾カップ
　├ カットトマト缶 ‥‥‥‥‥‥‥‥‥‥‥‥‥‥‥‥‥‥‥‥‥ 50g
　├ 洋風スープの素（顆粒）‥‥‥‥‥‥‥‥‥‥‥‥‥‥‥ 小さじ¼
　└ 塩・こしょう ‥‥‥‥‥‥‥‥‥‥‥‥‥‥‥‥‥‥‥‥ 各少々

## 作り方

1　ウインナーソーセージ、さやいんげんは1cm幅
　に切り、パプリカ、セロリは1cm角に切る。

2　スープジャーに熱湯を入れて蓋をし、5分保温し
　ておく。

3　鍋にAを煮立たせ、1を入れて再沸騰するまで
　中火で煮る。オートミールを入れさっと煮たら、
　2の湯を捨ててスープを入れ、蓋をしっかり閉め
　て2時間以上おく。

### 即やせ point

トマトの赤色の成分であるリ
コピンは、血流をよくする働
きがあります。血流がよくなる
と、代謝アップにつながり、脂
肪が燃焼されやすくなりま
す。

煮る！

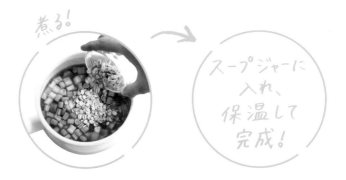

スープジャーに入れ、保温して完成！

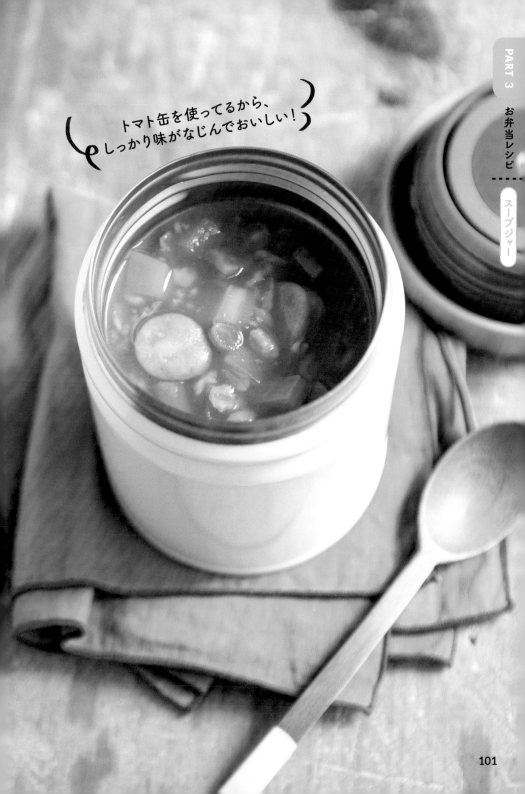

トマト缶を使ってるから、
しっかり味がなじんでおいしい！

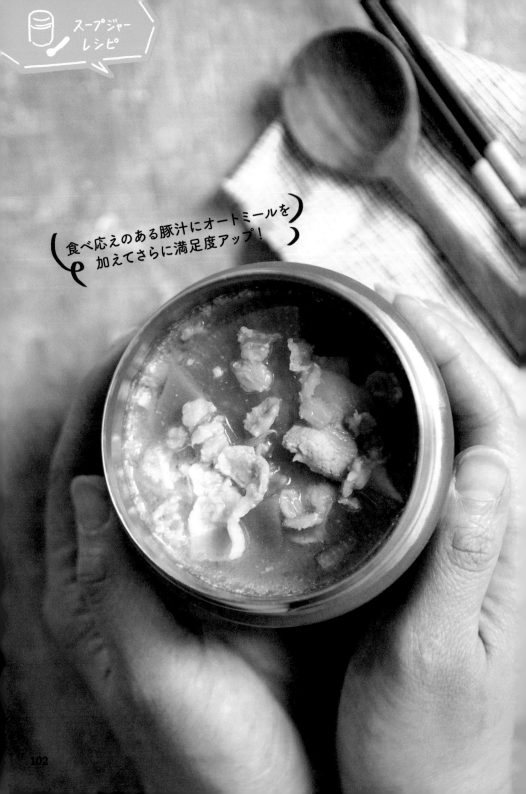

食べ応えのある豚汁にオートミールを
加えてさらに満足度アップ！

保温時間も加味して
最後はさっと
煮るだけでOK！

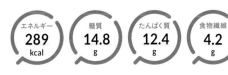

| エネルギー | 糖質 | たんぱく質 | 食物繊維 |
|---|---|---|---|
| **289** kcal | **14.8** g | **12.4** g | **4.2** g |

# 豚汁

材料（1人分）

| | |
|---|---|
| オートミール（ロールドオーツ） | 大さじ2 |
| 豚バラ薄切り肉 | 2枚（50g） |
| 大根 | 40g |
| にんじん | 20g |
| ごぼう | 15g |
| だし汁 | 1カップ |
| みそ | 大さじ1 |

作り方

1　豚肉は2cm幅に切る。大根、にんじんは2〜3mm厚さのいちょう切りにし、ごぼうはささがきにして水にさらす。

2　スープジャーに熱湯を入れて蓋をし、5分保温しておく。

3　鍋にだし汁を沸かし、豚肉を入れる。豚肉の色が変わったら1、みそを加えて再沸騰するまで中火で煮る。オートミールを加えさっと煮たら、2の湯を捨ててスープを入れ、蓋をしっかり閉めて2時間以上おく。

**即やせpoint**

豚肉や野菜など様々な具材をいっしょにとれる豚汁は、栄養のバランスもバッチリなのでおすすめです。根菜は噛み応えもあるので満足度もアップ。

煮る！

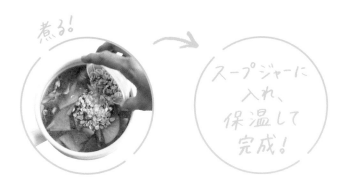

スープジャーに
入れ、
保温して
完成！

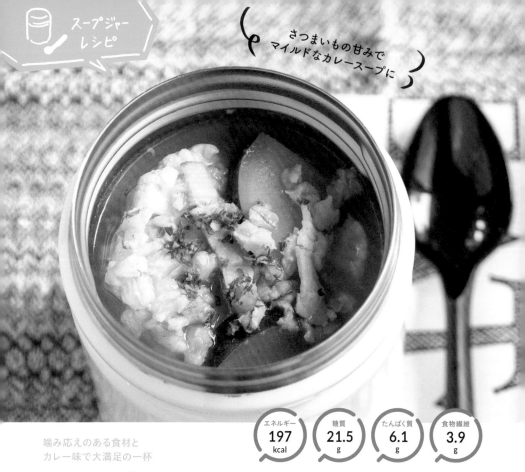

さつまいもの甘みで
マイルドなカレースープに

| エネルギー | 糖質 | たんぱく質 | 食物繊維 |
|---|---|---|---|
| **197**<br>kcal | **21.5**<br>g | **6.1**<br>g | **3.9**<br>g |

噛み応えのある食材と
カレー味で大満足の一杯

# カレーポトフ

### 材料（1人分）

オートミール（ロールドオーツ）···· 大さじ2
ベーコン ·················· 1枚（20g）
さつまいも ·················· 40g
カリフラワー ················· 40g
A [ 水 ··················· 1カップ
洋風スープの素（顆粒）・カレー粉
················· 各小さじ½
塩・こしょう ············ 各少々 ]
パセリ（みじん切り） ············ 適量

── 即やせ point ──

カリフラワーに含まれるビタミンCは熱に
強いので、スープの具材にぴったり！栄養
を逃さずいただきましょう。

### 作り方

1 ベーコンは1cm幅に切る。さつまいもは1cm厚さのいちょう切りにして水にさらす。カリフラワーは小房に分ける。

2 スープジャーに熱湯を入れて蓋をし、5分保温しておく。

3 鍋にAを沸かし、1を入れる。しっかり沸騰したらオートミールを加え、さっと煮る。2の湯を捨ててスープを入れ、パセリをふり、蓋をしっかり閉めて2時間以上おく。

煮る！

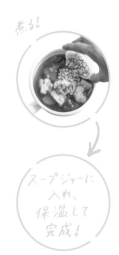

スープジャーに
入れ、
保温して
完成！

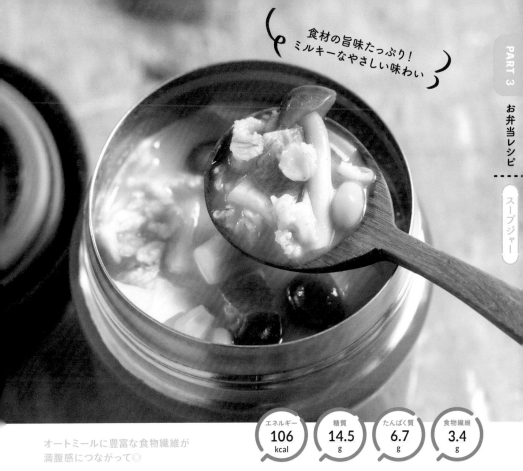

食材の旨味たっぷり！
ミルキーなやさしい味わい

| エネルギー | 糖質 | たんぱく質 | 食物繊維 |
|---|---|---|---|
| **106**<br>kcal | **14.5**<br>g | **6.7**<br>g | **3.4**<br>g |

オートミールに豊富な食物繊維が
満腹感につながって◎

# ちゃんぽん風

## 材料（1人分）

| | |
|---|---|
| オートミール（ロールドオーツ）・・・・ | 大さじ2 |
| かに風味かまぼこ・・・・・・・・・・・ | 2本（20g） |
| キャベツ・・・・・・・・・・・・・・・ | 50g |
| しめじ・・・・・・・・・・・・・・・・ | 30g |
| A［ 水・・・・・・・・・・・・・・・・ | 180ml |
| 牛乳・・・・・・・・・・・・・・・ | 大さじ1 |
| 鶏がらスープの素（顆粒）・しょうゆ | |
| ・・・・・・・・・・・・・・ | 各小さじ½ |
| 塩・・・・・・・・・・・・・・・・ | 少々 |
| コーン缶・・・・・・・・・・・・・・・ | 大さじ1 |

#### 即やせ point

しめじはミネラルの1つであるカリウムを多
く含んでおり、むくみの解消に効果的です。

## 作り方

1 かに風味かまぼこは1cm幅のぶ
つ切りにする。キャベツは3cm角
に切り、しめじは小房に分ける。

2 スープジャーに熱湯を入れて蓋
をし、5分保温しておく。

3 鍋にAを沸かし、1、コーン缶を入
れる。再沸騰したらオートミール
を加え、さっと煮る。2の湯を捨
ててスープを入れ、蓋をしっかり閉
めて2時間以上おく。

煮る！

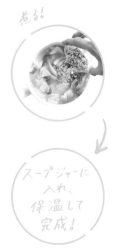

スープジャーに
入れ、
保温して
完成！

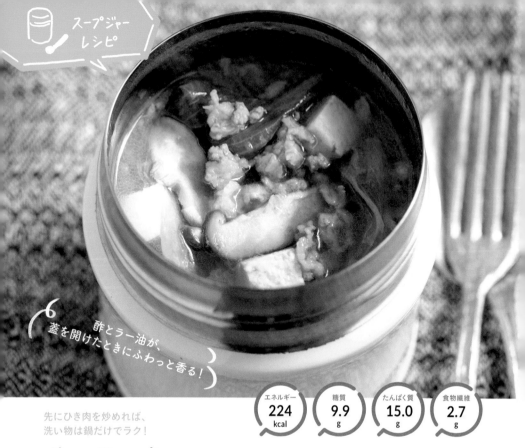

酢とラー油が、
蓋を開けたときにふわっと香る!

| エネルギー | 糖質 | たんぱく質 | 食物繊維 |
|---|---|---|---|
| **224** kcal | **9.9** g | **15.0** g | **2.7** g |

先にひき肉を炒めれば、
洗い物は鍋だけでラク!

# サンラータン

### 材料(1人分)

オートミール(ロールドオーツ) ···· 大さじ2
しいたけ ················· 1枚(20g)
木綿豆腐 ······················ 40g
レタス ························· 20g
ごま油 ······················ 小さじ½
豚ひき肉 ······················ 50g

A
{
水 ······················· 180ml
しょうゆ ··················· 大さじ½
鶏がらスープの素(顆粒)・酒
··················· 各小さじ½
塩 ··························· 少々
}
酢 ······················· 小さじ2
ラー油 ······················· 適量

煮る!

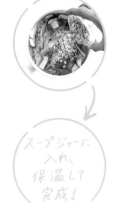

スープジャーに
入れ、
保温して
完成!

### 作り方

1. しいたけは5mm幅の薄切りにする。豆腐は1.5cm角に切り、レタスはちぎる。

2. スープジャーに熱湯を入れて蓋をし、5分保温しておく。

3. 鍋にごま油を中火で熱し、ひき肉を炒める。色が変わったらAを加えて煮立たせ、1を加えて再沸騰するまで中火で煮る。オートミール、酢を加え、さっと煮たら、2の湯を捨ててスープを入れ、ラー油を加え、蓋をしっかり閉めて2時間以上おく。

--- 即やせ point ---

さまざまな部位がミンチされたひき肉は旨味が強いのにリーズナブル。気軽に使える高たんぱく食材です。

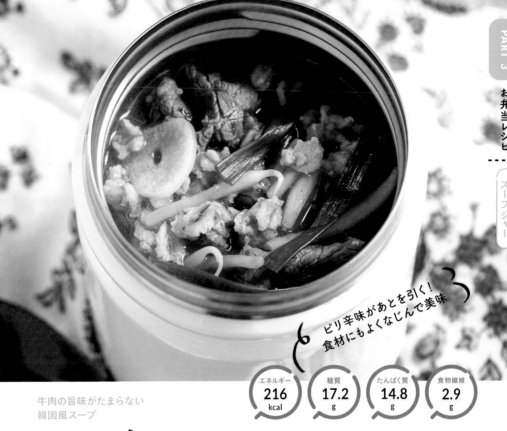

ピリ辛味があとを引く！
食材にもよくなじんで美味

| エネルギー | 糖質 | たんぱく質 | 食物繊維 |
|---|---|---|---|
| **216** kcal | **17.2** g | **14.8** g | **2.9** g |

牛肉の旨味がたまらない
韓国風スープ

# ユッケジャンクッパ

材料（1人分）

オートミール（ロールドオーツ） ···· 大さじ2
万能ねぎ ···························· 20g
もやし ····························· 50g
牛切り落とし肉 ····················· 50g
にんにく（薄切り） ··················· 少々
ごま油 ························· 小さじ½

A
　水 ··························· 1カップ
　コチュジャン ················ 小さじ2
　しょうゆ ·················· 大さじ½
　砂糖・鶏がらスープの素（顆粒）
　 ························· 各小さじ¼
　塩・こしょう ················ 各少々
　一味唐辛子 ············ 小さじ⅛弱

煮る！

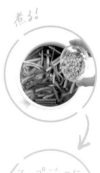

作り方

1 万能ねぎは5cm長さに切り、もやしはひげ根を取る。

2 スープジャーに熱湯を入れて蓋をし、5分保温しておく。

3 鍋にAを沸かし、牛肉を入れる。色が変わったら1、にんにくを加えて再沸騰するまで中火で煮る。オートミール、ごま油を加え、さっと煮たら、2の湯を捨ててスープを入れ、蓋をしっかり閉めて2時間以上おく。

── 即やせ point ──

もやしは低カロリー＆低糖質なので、かさ増しにおすすめ。ひげ根を取ると口当たりがよくなります。

スープジャーに入れ、保温して完成！

# サンドイッチ レシピ

レンチンで作ったオートミールパンを使って、
まるでカフェで出てくるようなボリューミーな
サンドイッチで大満足の食事に！

忙しい朝でも作れるレンチン簡単オムレツを挟んで

## レンジオムレツサンド

| エネルギー | 糖質 | たんぱく質 | 食物繊維 |
|---|---|---|---|
| 458 kcal | 24.9 g | 24.2 g | 3.6 g |

### 材料（2人分）

オートミールパン（P99）・・・・・1枚
アスパラガス・・・・・・・・2本（40g）
卵・・・・・・・・・・・・・・・3個
A
　　牛乳・・・・・・・・・・大さじ1
　　塩・・・・・・・・・・・小さじ¼
　　こしょう・・・・・・・・・・少々
B
　　マヨネーズ・・・・・・・・大さじ1
　　からし・・・・・・・・・・小さじ¼
ウインナーソーセージ・・3本（60g）

### 作り方

1 アスパラガスは根元を切り落として半分に切る。ボウルに卵を割り入れ、Aを加えて混ぜる。Bは混ぜ合わせておく。

2 ジップロックコンテナの底面にオーブンシートを敷き、1の卵液を流し入れ、ウインナーソーセージ、アスパラガスを交互に並べる。ラップをして電子レンジで3分ほど加熱する。

3 オートミールパンは厚みを半分に切り、片面にBを塗り、2をのせて挟み、ラップに包んで5分ほどなじませ、食べやすく切る。

**━ 即やせ point**

卵は完全栄養食と呼ばれ、良質なたんぱく質やビタミン、ミネラルがバランス良く含まれています。ダイエット中に不足しやすい栄養素を、卵で効率的に補いましょう。

栄養も使いやすさも満点のさば缶を具材に

## さば缶リエットサンド

| エネルギー | 糖質 | たんぱく質 | 食物繊維 |
|---|---|---|---|
| 498 kcal | 25.4 g | 31.4 g | 3.9 g |

### 材料（2人分）

オートミールパン（P99）・・・・・1枚
さば水煮缶・・・・・・・1缶（200g）
A
　　マヨネーズ・・・・・・大さじ2
　　レモン汁・・・・・・・小さじ1
　　塩・こしょう・・・・・・各少々
紫玉ねぎ・・・・・・・・¼個（50g）
パクチー・・・・・・・・・・・10g
B
　　バター・・・・・・・・・・10g
　　マスタード・・・・・・・小さじ1

### 作り方

1 さば缶は汁けをしっかりときり、ボウルに入れほぐし、Aを加えて和える。紫玉ねぎは薄切りにし、パクチーは3cm長さのざく切りにする。Bは混ぜ合わせておく。

2 オートミールパンは厚みを半分に切り、片面にBを塗り、さば缶、紫玉ねぎ、パクチーをのせて挟み、ラップに包んで5分ほどなじませ、食べやすく切る。

**━ 即やせ point**

さば缶は骨ごとたべることができるため、生のさばよりもカルシウムを効率よく摂取できます。カルシウムは脂肪の代謝に関わっているので、意識してとりたい栄養です。

### 全てのサンドイッチレシピ共通

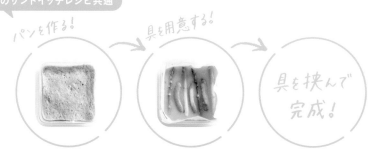

パンを作る！　　具を用意する！　　具を挟んで完成！

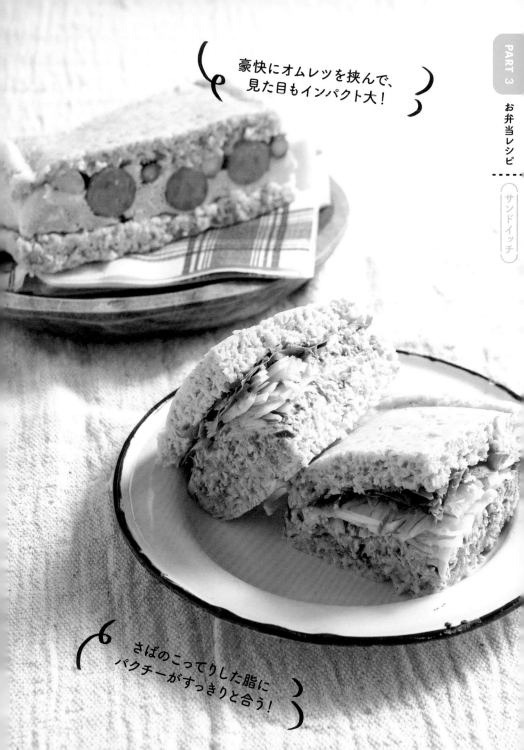

豪快にオムレツを挟んで、
見た目もインパクト大!

さばのこってりした脂に
パクチーがすっきりと合う!

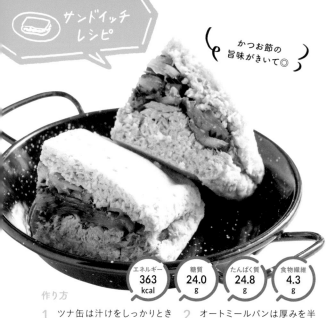

かつお節の
旨味がきいて◎

塩もみしたきゅうりが
さっぱりおいしい！

# 和風ツナ
# きゅうりサンド

## 材料（2人分）

オートミールパン（P99）・・・・・・・1枚
ツナ水煮缶・・・・・・・・・・・・小2缶(140g)
A ┌ マヨネーズ・・・・・・・・・・大さじ1
　│ かつお節・・・・・・・・・・½袋(2g)
　│ 白すりごま・・・・・・・・・・小さじ1
　└ しょうゆ・・・・・・・・・・・小さじ½
きゅうり・・・・・・・・・・・・・・・・1本
塩・・・・・・・・・・・・・・・・・小さじ¼
青じそ・・・・・・・・・・・・・・・・3枚
バター・・・・・・・・・・・・・・・・10g

| エネルギー | 糖質 | たんぱく質 | 食物繊維 |
|---|---|---|---|
| 363 kcal | 24.0 g | 24.8 g | 4.3 g |

### 即やせ point

ダイエット中、ツナ缶はオイル漬けよりも水煮を選んで、脂質・カロリーオフすると◎。

## 作り方

**1** ツナ缶は汁けをしっかりときり、ボウルに入れ、Aを加えて和える。きゅうりは1〜2mm厚さの輪切りにしてボウルに入れ、塩をまぶして5分ほどおいて水けを絞り、せん切りした青じそと合わせる。

**2** オートミールパンは厚みを半分に切り、片面にバターを塗り、1をのせて挟み、ラップに包んで5分ほどなじませ、食べやすく切る。

しょうが焼きのタレが
パンにもなじんでおいしい

# しょうが焼きサンド

## 材料（2人分）

オートミールパン（P99）・・・・・・・1枚
豚肩ロース薄切り肉・・・・・・・・・150g
小麦粉・・・・・・・・・・・・・・小さじ1
玉ねぎ・・・・・・・・・・・・・¼個(50g)
A ┌ しょうゆ・みりん・酒・・・各大さじ1
　│ 砂糖・・・・・・・・・・・・小さじ1
　└ おろししょうが・・・・・・・1かけ分
サラダ油・・・・・・・・・・・・・大さじ½
マヨネーズ・・・・・・・・・・・・大さじ1
グリーンカール・・・・・・・・・・・2枚

### 即やせ point

豚肉はたんぱく質をしっかり摂取できるうえ、糖質はゼロ。しっかり食べたいときにおすすめです。

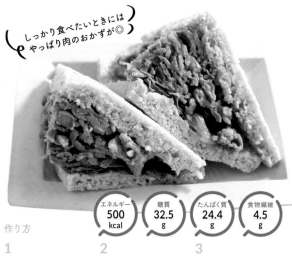

しっかり食べたいときには
やっぱり肉のおかずが◎

| エネルギー | 糖質 | たんぱく質 | 食物繊維 |
|---|---|---|---|
| 500 kcal | 32.5 g | 24.4 g | 4.5 g |

## 作り方

**1** 豚肉は一口大に切り、小麦粉をまぶす。玉ねぎは薄切りにし、Aは混ぜ合わせておく。

**2** フライパンにサラダ油を中火で熱し、豚肉を炒める。色が変わったら玉ねぎを加え、しんなりしたらAを加え、汁けがなくなるまでからめる。

**3** オートミールパンは厚みを半分に切り、片面にマヨネーズを塗り、グリーンカール、2をのせて挟み、ラップに包んで5分ほどなじませ、食べやすく切る。

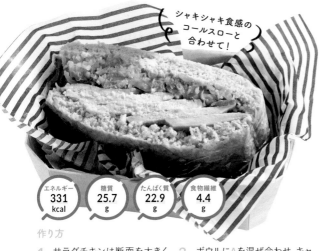

シャキシャキ食感の
コールスローと
合わせて!

たんぱく質が豊富な
サラダチキンをサンドして!

# コールスロー
# チキンサンド

材料(2人分)

オートミールパン(P99) ‥‥‥‥ 1枚
サラダチキン ‥‥‥‥‥‥ 1袋(110g)
キャベツ ‥‥‥‥‥‥‥‥‥‥‥ 100g
黄パプリカ ‥‥‥‥‥‥‥ ⅛個(30g)
塩 ‥‥‥‥‥‥‥‥‥‥‥‥ 小さじ¼
バター ‥‥‥‥‥‥‥‥‥‥‥‥ 10g
A ┌ オリーブ油 ‥‥‥‥‥‥ 大さじ½
  │ 酢・粒マスタード ‥‥ 各小さじ1
  │ 塩 ‥‥‥‥‥‥‥‥‥ 小さじ¼
  └ こしょう ‥‥‥‥‥‥‥‥ 少々

| エネルギー | 糖質 | たんぱく質 | 食物繊維 |
|---|---|---|---|
| 331 kcal | 25.7 g | 22.9 g | 4.4 g |

作り方

1 サラダチキンは断面を大きく5mm厚さのそぎ切りにする。キャベツはせん切りにし、パプリカは薄切りにしてボウルに入れ、塩をまぶして10分ほどおく。しんなりしたら水けを絞る。バターはやわらかくしておく。

2 ボウルにAを混ぜ合わせ、キャベツ、パプリカを加えさっと和える。

3 オートミールパンは厚みを半分に切り、片面にバターを塗り、2、サラダチキンをのせて挟み、ラップに包んで5分ほどなじませ、食べやすく切る。

──── 即やせ point ────

キャベツを具材にすると、かさ増しされ、満腹感を得られて◎。食べ過ぎ防止につながります。

甘酸っぱく味つけたラペが
サンドイッチのおかずに大活躍!

# にんじんラペと
# アボカドサンド

材料(2人分)

オートミールパン(P99) ‥‥‥‥ 1枚
にんじん ‥‥‥‥‥‥‥‥‥‥‥ 100g
アボカド ‥‥‥‥‥‥‥‥‥‥‥ ½個
塩 ‥‥‥‥‥‥‥‥‥‥‥‥ 小さじ¼
A ┌ オリーブ油 ‥‥‥‥‥‥ 小さじ2
  │ 酢 ‥‥‥‥‥‥‥‥‥‥ 小さじ1
  │ はちみつ ‥‥‥‥‥‥‥ 小さじ½
  │ 塩 ‥‥‥‥‥‥‥‥‥ 小さじ¼
  └ こしょう ‥‥‥‥‥‥‥‥ 少々
B ┌ マヨネーズ ‥‥‥‥‥‥ 大さじ1
  └ マスタード ‥‥‥‥‥‥ 小さじ1

アボカドを挟むだけで
一気におしゃれな見栄えに

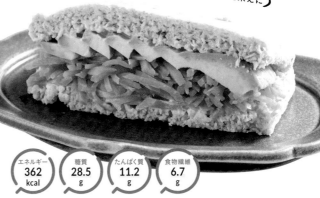

| エネルギー | 糖質 | たんぱく質 | 食物繊維 |
|---|---|---|---|
| 362 kcal | 28.5 g | 11.2 g | 6.7 g |

──── 即やせ point ────

濃厚な味わいのアボカドですが、糖質は低く、ビタミン類や食物繊維を含むダイエット向きの食材です。

作り方

1 にんじんはせん切りにしてボウルに入れ、塩をまぶし、10分ほどおいたら水けを絞り、混ぜ合わせたAを加えて和える。アボカドは5mm厚さの薄切りにする。Bは混ぜ合わせておく。

2 オートミールパンは厚みを半分に切り、片面にBを塗り、1、アボカドをのせて挟み、ラップに包んで5分ほどなじませ、食べやすく切る。

## おにぎり バリエ

白米や玄米の代わりにオートミールを使った
お弁当の定番、おにぎりを作ってみましょう。
腹持ちのよさでオートミールの効果を実感！

| エネルギー | 糖質 | たんぱく質 | 食物繊維 |
|---|---|---|---|
| **127** kcal | **18.6** g | **6.0** g | **3.2** g |

手に塩をつけて握ると、
満遍なく塩けがなじんで◎

# じゃこねぎおにぎり

**材料（1個分）**

オートミール（ロールドオーツ）
・・・・・・・・・・・・・・・・・・・30g
水・・・・・・・・・・・・・・・・・¼カップ
万能ねぎ・・・・・・・・・・・・1本（5g）
じゃこ・・・・・・・・・・・・・・・大さじ1
塩・・・・・・・・・・・・・・・・・・・少々

**作り方**

1 耐熱ボウルにオートミール、水を入れ、ラップはかけずに電子レンジで1分加熱する。

2 万能ねぎは小口切りにする。

3 1に2、じゃこを加えさっと混ぜ、手に塩をつけて握る。

*即やせ point*

じゃこは小さいからこそ、頭や骨も食べられ、カルシウムやたんぱく質といった栄養素を摂取することができます。糖質も低いので安心です。ただし塩分過多にならないように気をつけて。

| エネルギー | 糖質 | たんぱく質 | 食物繊維 |
|---|---|---|---|
| **125** kcal | **18.5** g | **5.9** g | **3.1** g |

ナンプラーのクセになる
味つけがたまらない！

# えびパクおにぎり

**材料（1個分）**

オートミール（ロールドオーツ）
・・・・・・・・・・・・・・・・・・・30g
水・・・・・・・・・・・・・・・・・¼カップ
パクチー・・・・・・・・・・・・・・・少々
桜えび・・・・・・・・・・・・・・・大さじ1
ナンプラー・・・・・・・・・・・・小さじ½

**作り方**

1 耐熱ボウルにオートミール、水を入れ、ラップはかけずに電子レンジで1分加熱する。

2 パクチーは1cm長さに切る。

3 1に2、桜えび、ナンプラーを加えさっと混ぜ、握る。

*即やせ point*

桜えびに豊富に含まれるビタミンB₁には、糖質をエネルギーに変換してくれる働きがあるので、糖質が脂肪にならない、やせやすい体づくりにおすすめです。

**全てのおにぎりレシピ共通**

レンチン
する！

具を混ぜて
握って完成！

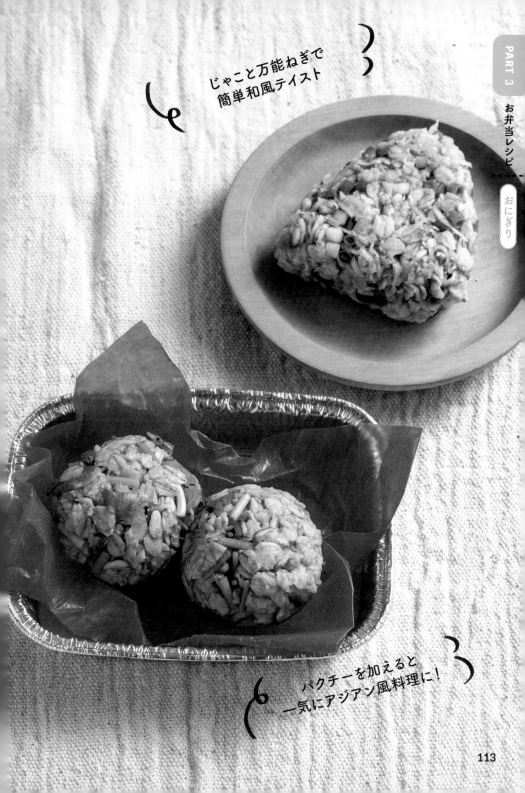

じゃこと万能ねぎで
簡単和風テイスト

パクチーを加えると
一気にアジアン風料理に！

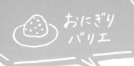

小梅の食感が
リズミカルに響いて◎

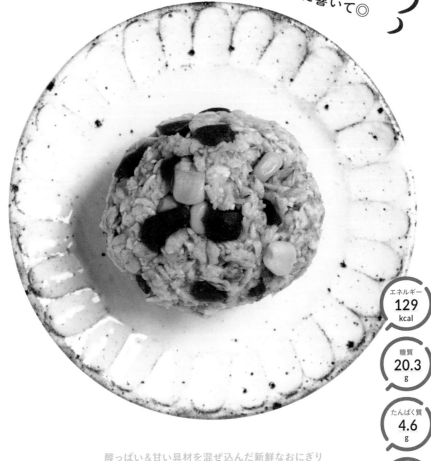

| エネルギー | 129 kcal |
| 糖質 | 20.3 g |
| たんぱく質 | 4.6 g |
| 食物繊維 | 3.6 g |

酸っぱい＆甘い具材を混ぜ込んだ新鮮なおにぎり

# 梅コーンおにぎり

## 材料（1個分）

オートミール（ロールドオーツ）
・・・・・・・・・・・・・・・・30g
水・・・・・・・・・・・・・・・・¼カップ
小梅のカリカリ漬け・・・・・・2個
コーン缶・・・・・・・・・・・・大さじ1
塩・・・・・・・・・・・・・・・・少々

## 作り方

1 耐熱ボウルにオートミール、水を入れ、ラップはかけずに電子レンジで1分加熱する。

2 小梅のカリカリ漬けは粗く刻む。

3 1に2、コーン缶を加えさっと混ぜ、手に塩をつけて握る。

## 即やせ point

小梅のカリカリ漬けで歯応えをアップすることで、よく噛むことを促し、満腹感を得やすくなります。塩分が高めなので、食べすぎるとむくみやすくなるので要注意。

ザーサイと三つ葉の
相性バッチリ!

# ザーサイ
# 三つ葉おにぎり

最後にごまをふって
風味をプラス

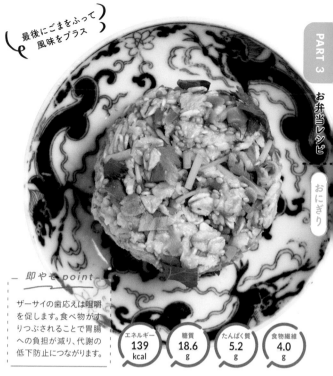

## 材料(1個分)

オートミール(ロールドオーツ)・・・30g
水・・・・・・・・・・・・・・・・・・¼カップ
ザーサイ・・・・・・・・・・・・・・・10g
三つ葉・・・・・・・・・・・・・・・・少々
白いりごま・・・・・・・・・・・・・小さじ1
塩・・・・・・・・・・・・・・・・・・少々

## 作り方

1 耐熱ボウルにオートミール、水を
入れ、ラップはかけずに電子レン
ジで1分加熱する。

2 ザーサイは粗みじん切りにし、三
つ葉は1cm長さに切る。

3 1に2、白いりごまを加えさっと混
ぜ、手に塩をつけて握る。

― 即やせ point ―

ザーサイの歯応えは咀嚼
を促します。食べ物がす
りつぶされることで胃腸
への負担が減り、代謝の
低下防止につながります。

| エネルギー | 糖質 | たんぱく質 | 食物繊維 |
|---|---|---|---|
| 139 kcal | 18.6 g | 5.2 g | 4.0 g |

ちくわは旨味食材!
アクセントに
混ぜてみて

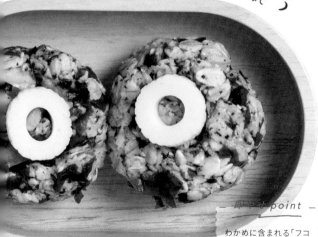

わかめごはんをベースに
ゆかりで味つけ!

# ちくわわかめ
# おにぎり

## 材料(1個分)

オートミール(ロールドオーツ)・・・30g
水・・・・・・・・・・・・・・・・・・¼カップ
ちくわ・・・・・・・・・・・・・・・・½本
わかめ・・・・・・・・・・・・・・・小さじ½
赤じそふりかけ・・・・・・・・・・小さじ¼

## 作り方

1 耐熱ボウルにオートミール、水を
入れ、ラップはかけずに電子レン
ジで1分加熱する。

2 ちくわは5mm厚さの輪切りにし、
わかめは水で戻して粗みじん切り
にする。

3 1に2、赤じそふりかけを加え混
ぜ、手に塩をつけて握る。

― 即やせ point ―

わかめに含まれる「フコ
キサンチン」には、脂肪
燃焼を促進する、ダイ
エット中にはうれしい効
果があります。

| エネルギー | 糖質 | たんぱく質 | 食物繊維 |
|---|---|---|---|
| 162 kcal | 23.3 g | 8.7 g | 3.2 g |

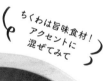

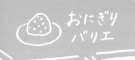
ピンクと黄色のかわいらしい
色合いのおにぎり！

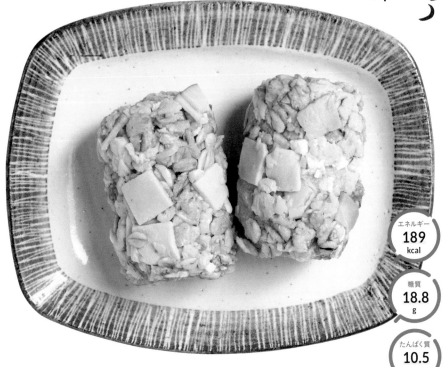

| エネルギー | |
| --- | --- |
| **189** | kcal |

| 糖質 | |
| --- | --- |
| **18.8** | g |

| たんぱく質 | |
| --- | --- |
| **10.5** | g |

| 食物繊維 | |
| --- | --- |
| **3.1** | g |

卵はレンチン加熱でラク＆時短に！

# ハム卵おにぎり

## 材料（1個分）

オートミール（ロールドオーツ）
・・・・・・・・・・・・・・・・30g
水・・・・・・・・・・・・・・¼カップ
卵・・・・・・・・・・・・・・・・½個
塩・・・・・・・・・・・・・・・・少々
ハム・・・・・・・・・・・・・・・1枚

## 作り方

1 耐熱ボウルにオートミール、水を入れ、ラップはかけずに電子レンジで1分加熱する。

2 耐熱ボウルに卵を割り入れ、塩を加えて混ぜる。ラップをして電子レンジで30秒で加熱する。火が通ったら箸で混ぜ、炒り卵を作る。ハムは1cm角に切る。

3 1に2を加えて混ぜ、手に塩をつけて握る。

### ── 即やせ point ──

加熱せずに使えるハムは、手軽に使えるので忙しいときに助かる食材。また、糖質が低く、たんぱく質も含むので、ダイエット向きです。卵と合わせてたんぱく質を補いましょう。

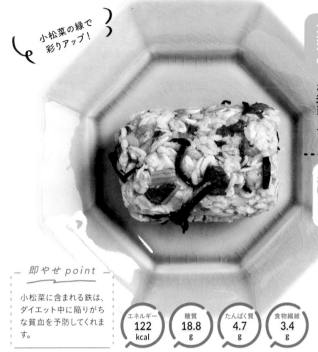

塩昆布の旨味と塩けが
おにぎりにぴったり！

> 小松菜の緑で
> 彩りアップ！

# 小松菜
# 塩昆布おにぎり

## 材料（1個分）

オートミール（ロールドオーツ）・・・30g
水・・・・・・・・・・・・・・・・¼カップ
小松菜・・・・・・・・・・・・2枚（15g）
塩昆布・・・・・・・・・・・・ひとつまみ

## 作り方

1 耐熱ボウルにオートミール、水を入れ、ラップはかけずに電子レンジで1分加熱する。

2 小松菜は小口切りにして耐熱ボウルに入れ、ラップをして電子レンジで40秒加熱する。しんなりしたら粗熱をとり、水けを絞る。

3 1に2、塩昆布を加えさっと混ぜ、握る。

─ 即やせ point ─

小松菜に含まれる鉄は、ダイエット中に陥りがちな貧血を予防してくれます。

| エネルギー | 糖質 | たんぱく質 | 食物繊維 |
|---|---|---|---|
| 122 kcal | 18.8 g | 4.7 g | 3.4 g |

---

> バジルの香りが
> たまらない！

そのまま使える生ハムを
最後に巻いて！

# ラディッシュと
# 生ハムのおにぎり

## 材料（1個分）

オートミール（ロールドオーツ）・・・30g
水・・・・・・・・・・・・・・・・¼カップ
ラディッシュ・・・・・・・・・・・・・1個
塩・・・・・・・・・・・・・・・・・・少々
バジル・・・・・・・・・・・・・・・・1枚
生ハム・・・・・・・・・・・・・・・・1枚

## 作り方

1 耐熱ボウルにオートミール、水を入れ、ラップはかけずに電子レンジで1分加熱する。

2 ラディッシュは薄切りにして塩をまぶし、5分ほどおいて水けを絞る。

3 1に2を加えて混ぜて握り、バジル、生ハムを巻く。

─ 即やせ point ─

生ハムは低糖質で、1枚でもしっかりと味があるので満足感が高まります。塩分量には気をつけて。

| エネルギー | 糖質 | たんぱく質 | 食物繊維 |
|---|---|---|---|
| 132 kcal | 18.5 g | 5.7 g | 3.2 g |

117

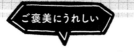

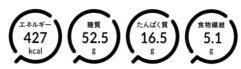

# スイーツレシピ

ご褒美にうれしい

ダイエット中だからといって、我慢ばかりはNG。

オートミールを使った簡単＆おいしいスイーツで頑張った自分にご褒美を。

フルーツをのせれば
さらに満足度アップ！

| エネルギー | 糖質 | たんぱく質 | 食物繊維 |
|---|---|---|---|
| 427 kcal | 52.5 g | 16.5 g | 5.1 g |

# オートミールパンケーキ

## 材料（1人分）

オートミール（インスタントオーツ） ・・・・・・・・ 40g
牛乳・・・・・・・・・・・・・・・・・・・・・・・ ½カップ
砂糖・・・・・・・・・・・・・・・・・・・・・・・ 小さじ2
ベーキングパウダー ・・・・・・・・・・・・・ 小さじ½
卵 ・・・・・・・・・・・・・・・・・・・・・・・・・ 1個
バター ・・・・・・・・・・・・・・・・・・・・・・・ 適量
バナナ・ブルーベリー・ミント・はちみつ ・・ 各適量

## 作り方

1 耐熱ボウルにオートミール、牛乳を入れ、ラップはかけずに電子レンジで1分加熱する。砂糖を加えさっと混ぜ、粗熱をとれたらベーキングパウダーを加え、卵を割り入れ、よく混ぜる。

2 フライパンにバターをなじませ、1を半量ずつ流し入れ、弱火で両面を焼き、火が通ったら取り出す。

3 器に2を盛り、バナナ、ブルーベリー、ミントを添え、はちみつをかける。

### 即やせ point

小麦粉の代わりにオートミールを使った、罪悪感のないモチモチのパンケーキ。満腹感も得られるので、食事代わりにもおすすめです。

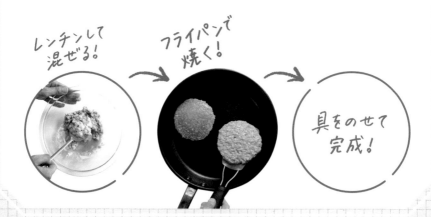

レンチンして混ぜる！

フライパンで焼く！

具をのせて完成！

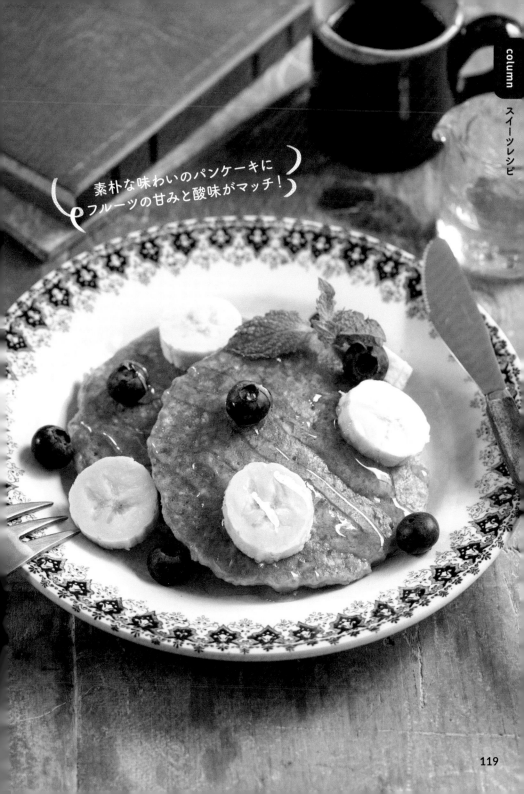

素朴な味わいのパンケーキに
フルーツの甘みと酸味がマッチ！

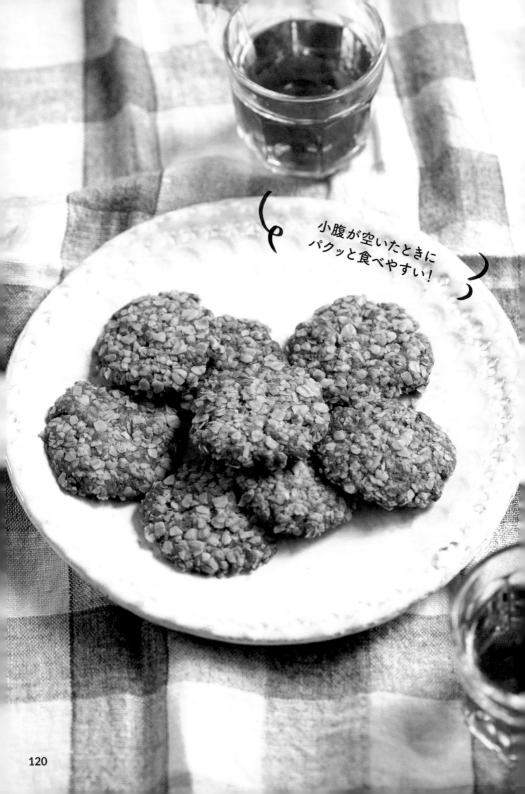

小腹が空いたときに
パクッと食べやすい！

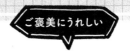

ご褒美にうれしい

## スイーツレシピ

**1枚分**

| エネルギー | 糖質 | たんぱく質 | 食物繊維 |
|---|---|---|---|
| **43** kcal | **3.9** g | **1.0** g | **0.7** g |

オートミールの食感を堪能！
にんじんのやさしい甘味も◎

# オートミールにんじんクッキー

### 材料（8枚分）

オートミール（インスタントオーツ） ･･････ 40g
にんじん ･････････････････････ 20g（正味）
砂糖 ･･･････････････････････････ 小さじ2
きな粉 ･･････････････････････････ 大さじ1
サラダ油 ･･･････････････････････ 小さじ4

―― 即やせpoint ――

　一般的なクッキーと比べて栄養が豊富なオートミールクッキー。小腹が空いたときに食べれば、食物繊維の効果で空腹を満たしてくれます。にんじんにも食物繊維が豊富です。

### 作り方

**1** にんじんはすりおろし、水けを絞る。

**2** ボウルにオートミール、砂糖、きな粉を入れて混ぜ、1、サラダ油を加えてさらに混ぜる。まとまりにくければ、サラダ油を小さじ¼ずつ加えてまとめる。

**3** 2を8等分にして薄く伸ばし、170℃のオーブントースターで10分焼く。焦げそうなときはアルミホイルをかぶせる。

混ぜる！　天板にのせて焼く！　完成！

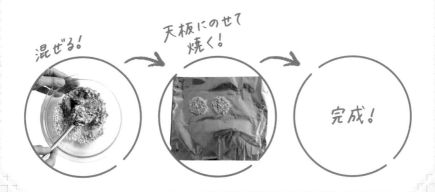

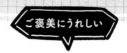

## スイーツレシピ

**⅛切れ分**

| エネルギー | 糖質 | たんぱく質 | 食物繊維 |
|---|---|---|---|
| 90 kcal | 9.5 g | 3.7 g | 1.2 g |

運動後の糖分補給にもおすすめ。
プロテインもおいしく摂取！

# オートミールプロテインブラウニー

## 材料（作りやすい分量）

オートミール（インスタントオーツ） ········ 50g
牛乳 ···················· ¼カップ
砂糖 ··················· 大さじ2
卵 ····················· 1個

A ┌ プロテイン（チョコ味）
　│ ····················· 30g
　│ ココアパウダー ··········· 10g
　└ ベーキングパウダー ········ 小さじ⅛
サラダ油 ················ 大さじ1
ドライクランベリー（粗く刻む）········ 20g

## 作り方

1 耐熱ボウルにオートミール、牛乳を入れ、ラップはかけずに電子レンジで1分加熱する。砂糖を加え混ぜ、粗熱がとれたら卵を割り入れ、ふるったAを加えて混ぜる。サラダ油を加えて混ぜ、ドライクランベリーを加えてさらに混ぜる。

2 アルミホイルを敷いた型に1を流し入れ、200℃のオーブントースターで5分焼き、ケーキクーラーにのせて粗熱をとる。

─── 即やせ point ───

おやつも、プロテインや食物繊維が豊富であれば、血糖値が急上昇することなく、適度に空腹感を満たせます。我慢は極力せず、続ける工夫が大切。

レンチンして
混ぜる！

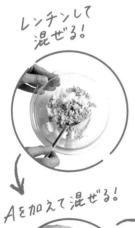

Aを加えて混ぜる！

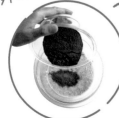

クランベリーを
加えて混ぜる！

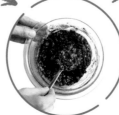

トースターで
焼いて
完成！

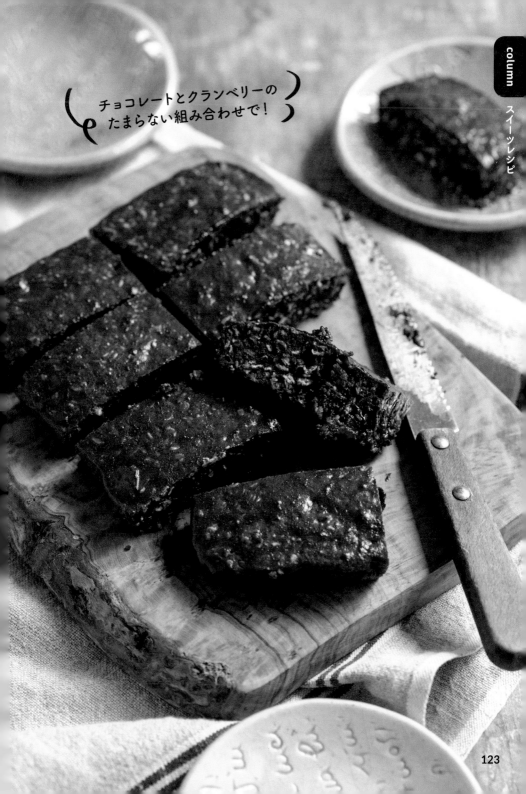

チョコレートとクランベリーの
たまらない組み合わせで!

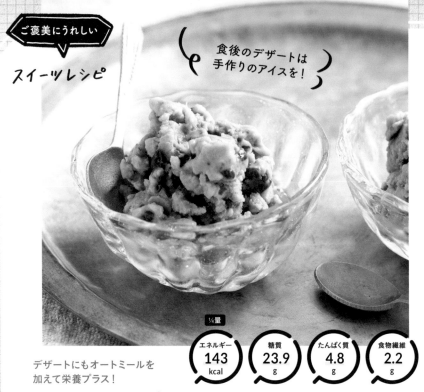

ご褒美にうれしい

## スイーツレシピ

食後のデザートは
手作りのアイスを！

¼量

| エネルギー | 糖質 | たんぱく質 | 食物繊維 |
|---|---|---|---|
| **143** kcal | **23.9** g | **4.8** g | **2.2** g |

デザートにもオートミールを
加えて栄養プラス！

# 豆腐とあずきのアイス

材料（作りやすい分量）

オートミール（インスタントオーツ）‥‥ 20g

A ┌ 牛乳‥‥‥‥‥‥‥‥‥‥‥‥¾カップ
　 └ 砂糖‥‥‥‥‥‥‥‥‥‥‥‥大さじ3

絹ごし豆腐‥‥‥‥‥‥‥‥‥ ⅓丁（100g）

粒あん‥‥‥‥‥‥‥‥‥‥‥‥‥‥‥ 100g

―――― 即やせ point ――――

あずきにはビタミンB群が豊富で、糖質や
脂質の代謝を促し、脂肪がつきにくくなり
ます。

作り方

1 耐熱ボウルにオートミール、Aを入れ、ラップは
かけずに電子レンジで3〜4分加熱する。

2 ボウルに豆腐を入れ、スプーンなどでなめらか
になるまで混ぜ、1、粒あんを加えてさらに混
ぜ、冷凍用保存袋に入れる。平らにならして口
を閉じ、冷凍庫で3〜4時間凍らせる。食べると
きは室温に5〜10分おいてやわらかくし、よくも
みほぐして器に盛る。

レンチンする！

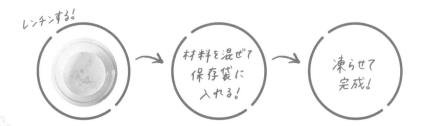

材料を混ぜて
保存袋に
入れる！

凍らせて
完成！

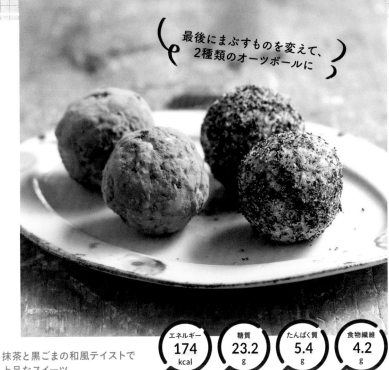

最後にまぶすものを変えて、
2種類のオーツボールに

| エネルギー | 糖質 | たんぱく質 | 食物繊維 |
|---|---|---|---|
| **174** kcal | **23.2** g | **5.4** g | **4.2** g |

抹茶と黒ごまの和風テイストで
上品なスイーツ

# さつまいもオーツボール

## 材料（2人分）

オートミール（インスタントオーツ）‥‥ 30g
無調製豆乳‥‥‥‥‥‥‥‥‥‥ 大さじ3
さつまいも ‥‥‥‥‥‥‥‥ 50g（正味）
はちみつ ‥‥‥‥‥‥‥‥‥‥ 小さじ2
ミックスナッツ‥‥‥‥‥‥‥‥‥‥ 10g
黒すりごま・抹茶パウダー‥‥‥‥ 各適量

—— 即やせ point ——

さつまいもは糖質こそ高いですが、低GI食
品なので、ダイエット中も上手に活用して
いきましょう。

## 作り方

1 さつまいもは皮をむいて一口大に切り、水に5
分ほどさらして水けをきる。耐熱ボウルに入
れ、ラップをして電子レンジで1〜2分加熱して
つぶす。

2 別の耐熱ボウルにオートミール、無調製豆乳
を入れ、ラップはかけずに電子レンジで1分加
熱し、はちみつを加えて混ぜる。

3 1に2、粗く刻んだミックスナッツを加えて混
ぜ、4等分にして丸め、黒すりごま、抹茶パウ
ダーをまぶす。

レンチンして
混ぜる!

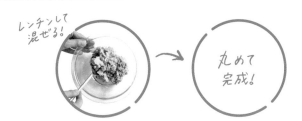

丸めて
完成!

# さくいん

126

## プロフィール

### 新谷友里江　にいやゆりえ

管理栄養士、料理家、フードコーディネーター。祐成陽子
クッキングアートセミナー卒業後、同講師、料理家・祐
成二葉氏のアシスタントを経て独立。書籍・雑誌・広告な
どで、料理・お菓子のレシピ開発やフードスタイリング、
メニュー提案などを行っている。お家ご飯を中心に、簡単
でおいしい料理に定評がある。主な著書に『定番おかずが
ぜ〜んぶおいしく冷凍できちゃった100』（主婦の友社）、
『決定版！作りおき＆帰ってすぐでき！糖質オフのやせ
る！ラクうまレシピ350』（ナツメ社）などがある。

**Staff**

| | | |
|---|---|---|
| 撮影 | 安部まゆみ | |
| デザイン | 日高慶太／大平千尋（monostore） | |
| スタイリング | 深川あさり | |
| 調理アシスタント | 梅田莉奈／福田みなみ／日高ゆう | |
| 編集・構成 | 丸山みき（SORA企画） | |
| 編集アシスタント | 樫村悠香（SORA企画） | |
| 栄養計算 | 仁和宮子 | |
| 編集担当 | 遠藤やよい（ナツメ出版企画） | |

## 即やせ！オートミール神レシピ

2021年10月5日　初版発行
2022年7月20日　第5刷発行

著　者　新谷友里江　©Niiya Yurie, 2021
発行者　田村正隆
発行所　株式会社ナツメ社
　　　　東京都千代田区神田神保町1-52
　　　　ナツメ社ビル1F（〒101-0051）
　　　　電話　03（3291）1257（代表）
　　　　FAX　03（3291）5761
　　　　振替　00130-1-58661

制　作　ナツメ出版企画株式会社
　　　　東京都千代田区神田神保町1-52
　　　　ナツメ社ビル3F（〒101-0051）
　　　　電話　03（3295）3921（代表）
印刷所　大日本印刷株式会社

ISBN978-4-8163-7085-4
Printed in Japan